男女で違う大人の発達障害の現れ方と支え方

監修 宮尾益知

大洋図書

はじめに

生きづらさを抱える大人の発達障害

厚生労働省が公表した「令和4年生活のしづらさなどに関する調査」（2022年）によれば、医師から発達障害と診断された人の数は、87万2千人と推計が出ています。前回の調査は2018年に行われていますが、そのときの人数は推計48万1千人でした。4年の間に倍近くも人数が増えたことになります。

この増加の背景には、発達障害が世間に浸透してきたことや、国や自治体、民間の企業などによる支援が広がっているという要因があるとみられます。以前より発達障害に対する研究が進んでいるので、診断を受ける人が増えたということも関係しているのかもしれません。

発達障害のある人は、脳機能の発達に凹凸がある、アンバランスに発達していくと考えられています。生まれながらに脳の働きに偏りがあるということであり、保護者の育て方や本人の努力不足が原因ではありません。

この本では主に「大人の発達障害」について解説しています。大人の、とついていますが、何度もいうように、発達障害は生まれつきであり、大人になってから発症するということはありません。

発達障害は、子どものときからその特性が現れ、診断を受ける人もいれば、子ども時代は周囲の見守りなどによって特性が目立たず、本人も知らないまま大人になる人もいます。その場合、社会に出てはじめて生きづらさや周囲との軋轢《あつれき》を経験し、自分は他の人と違うと気づき、大人になってから医師の診断を受けることもあります。

その中には、診断を受けたものの、診断基準に満たないために発達障害の確定診断が出なかった、といったグレーゾーンの人も含まれます。グレーゾーンだからといって、困りごとがないわけでは決してありません。むしろ公的な支援等が受けられず、また、勤め先などで周囲の理解が得られにくく、苦しんでいる人が大勢います。誰にも相談できず、一人で悩みを抱え込んでしまうことから、二次障害があるケースも非常に多くみられます。

発達障害の人が大人になって、自立して生活を始めることで、家庭や仕事などで社会的な責任が生じるようになります。それに伴って特性の現れ方、その対処の仕方は複雑になり、困難も大きくなることがあります。

さらに、同じ発達障害でも、女性と男性では困りごとに違いが出てきます。女性であれば、社会で活躍することはもちろん、子どもを産み、男性とともに育てるという大きなライフイベントの変化があります。男性も、家庭と仕事の両立など、それまでになかった変化に次々と対応していかなくてはなりません。

理解の基本となるのは相手への尊重の気持ち

みなさんは、発達障害の人のことをどう捉えているでしょうか。「日常生活でトラブルを起こしがち」「空気が読めない」「落ち着きがない」とマイナスの面ばかりが思いつく人も中にはいるかもしれません。

しかし、ＡＳＤの人であれば、趣味や興味のある分野に関して博士並みの知識を持っていたり、一つのことにコツコツ集中できるなどの特性がある人もいますし、ＡＤＨＤの人の中には、好奇心が強く、発想力や創造力が優れていて、どちらの特性であっても、周囲を驚かせる仕事を成し遂げる人もいます（そのことが、必ずしも本人の生きづらさを軽減する要素にならないのが、この障害の難しさでもあります）。

このように、特性によっては特別な才能を持っているものの、人とのコミュニケーションにおいてつまづきがちで、生きづらさを抱えた発達障害の人と、周囲はどのようにして円滑に仕事を進めたり、生活をともにしていけばいいのでしょうか。

ある発達障害の人は、生きづらさの理由をこう打ち明けました。「発達障害に対しての見方が否定的で、こうであるもの、と決めつけられることが一番つらい」と。

私たちは、つい他人をカテゴライズしたり、思い込みだけで相手の性格などを決めつけてしまうことが往々にしてあります。例えば周囲の発達障害の人に対して、「きっと仕事ができないだろう」とか、「どうせ変わった人だから」などと頭から決めつけてはいないでしょうか。つらい気持ちや努力を顧みようとせず、コミュニケーションを遮断していないでしょうか。

人と人が協力してなにかを成し遂げるとき、基本となるのは「相手への尊重の気持ち」です。誤解されがちですが、相手を尊重するということは、なんでも許して甘やかすことではありません。発達障害と、本人の特性を理解したうえで、起きた間違いについては誠意をもって叱ったり注意できる関係をお互いに築けるように、私たちは常に意識を新たにしていかなくてはいけないと思っています。

また、発達障害の人と長期間仕事をともにする場合には、本人の自己開示が必要になる場面が増えてきます。同じ物事をどう捉えているか、感じ取っているかは、伝えてもらうしか方法がないからです。しかし、詳しく症状を明かしたり、悩みを打ち明けることは、多くの人にとって恥ずかしさや苦痛を伴うものです。まずは本人の気持ちを確認し、無理やり聞き出すようなことは避けてください。

さまざまな特性を持つ発達障害の人と、周囲はどのように付き合っていけばいいのか。この本が、発達障害の人を理解し、ともに過ごすための一助となれば幸いです。

もくじ

第3章 女性の発達障害の特性と、周囲が支えるためにできること

第4章 男性の発達障害の特性と、周囲が支えるためにできること

本書では各診断名の表記について、アメリカ精神医学界の「DSM-5」、および日本精神神経学会の「DSM-5病名・用語翻訳ガイドライン」を参考にしています

脳の機能の発達に関連する障害の総称である発達障害は現在、DSM-5では神経発達症、ICD-11では神経発達症群といわれますが、本書では旧来の呼び名である発達障害で統一しています

第1章

あなたの周りで、こんな行動をする人はいませんか？

大人の発達障害の代表的な行動パターン

会社や会合、友達の集まりなどで、「非常識だな」「空気を読めていないのでは」と思う人と出会ったことはないでしょうか。もしかしたらその人は、苦手な場面に適応することが難しい、いわゆる「大人の発達障害」を抱えている人かもしれません。この章では、発達障害の人の特性が現れやすい場面を集めました。あなたの周囲にいる「ちょっと困った人」の特徴と見比べてみてください。

Scene 1

雑談ばかりする or 会話が続かない

仕事中でも話し始めると止まらず、
仕事に関係ない話でもかまわず話をする人や、
こちらから振った話題には興味がなく、自分の話ばかりしていて、
周囲から浮いてしまう人がいます。

☐ check 1
話の流れを理解していない質問をされる

☐ check 2
興味がない話になると急にその場を離れる

☐ check 3
話題が変わったことに気づかず、話を続けてしまう

☐ check 4
「暗黙の了解」がわからない

☐ check 5
話しだすと止まらない

チェック項目の数が…
3つ以下→特性が弱い
4～7個 →特性が目立つ
8個以上→特性が強く出ている

□ check 6
長い話になると、途中で理解できない顔をされる

□ check 7
唐突に別の話をする

□ check 8
すぐに仕切ろうとする

□ check 9
敬語を使い分けられない

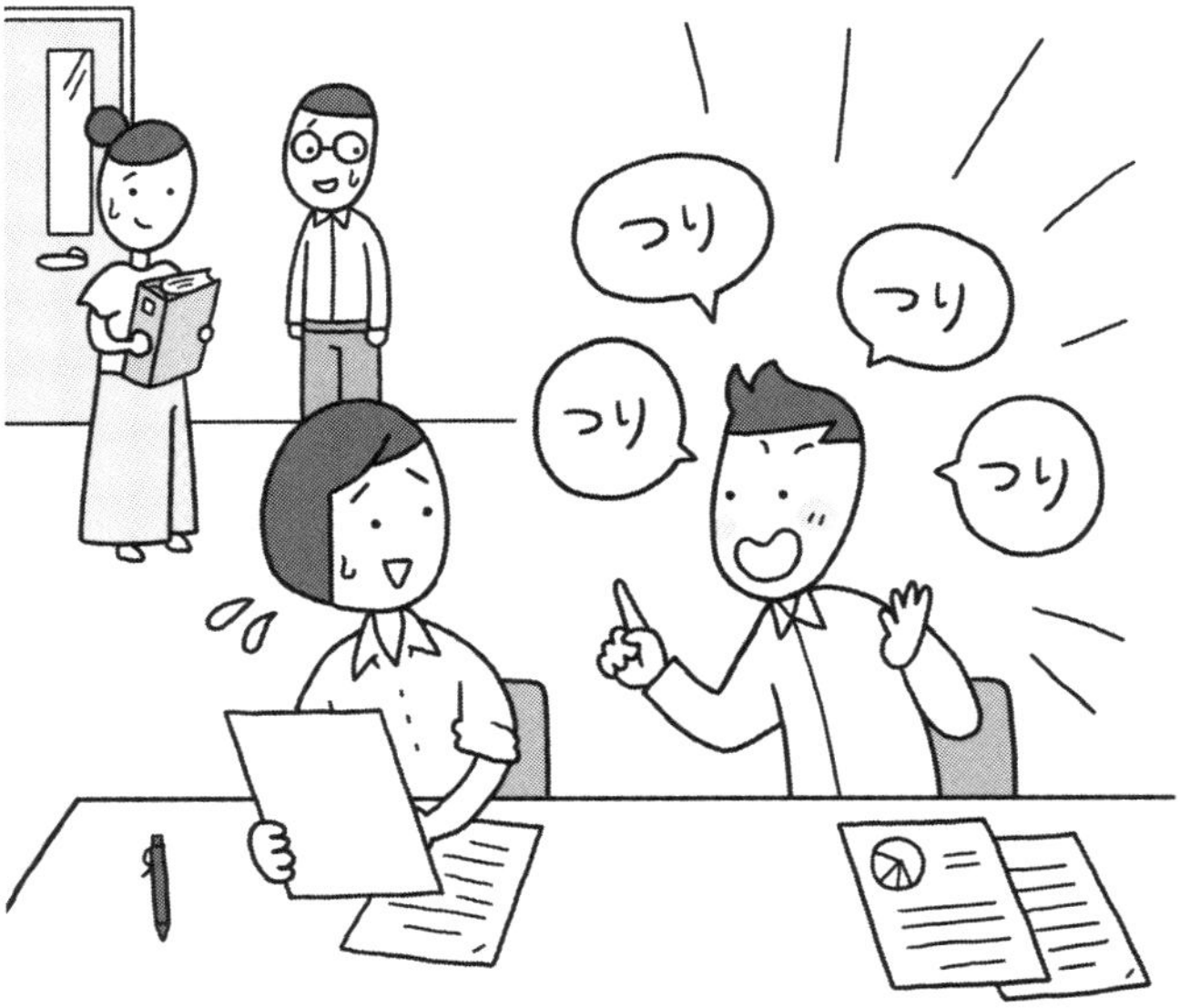

memo
話を聞けない、自分の話が止まらないという特性は、女性、男性ともにASD、ADHDどちらの人にも現れることがあります。

Scene 2

仕事の期日が守れない

毎回のように約束した期日までに仕事を終えられない、約束が守れないという人がいます。
そんな人は、たいてい、約束を破っても期日を過ぎても、悪気のない平気な顔をしていたりするのです。

☐ check 1
1日の業務量をこなせないことがよくある

☐ check 2
内緒話だったのに他でしゃべっていた

☐ check 3
よけいな一言が多い

☐ check 4
約束や期日を忘れていることがある

☐ check 5
遅刻してくることが多い

チェック項目の数が…
3つ以下→特性が弱い
4～7個 →特性が目立つ
8個以上→特性が強く出ている

□ check 6
段取りが苦手で、予約をとり忘れることがある

□ check 7
時間にルーズ

□ check 8
仕事のとりかかりが遅い、または忘れている

□ check 9
遅刻してきたのにまったく悪びれない

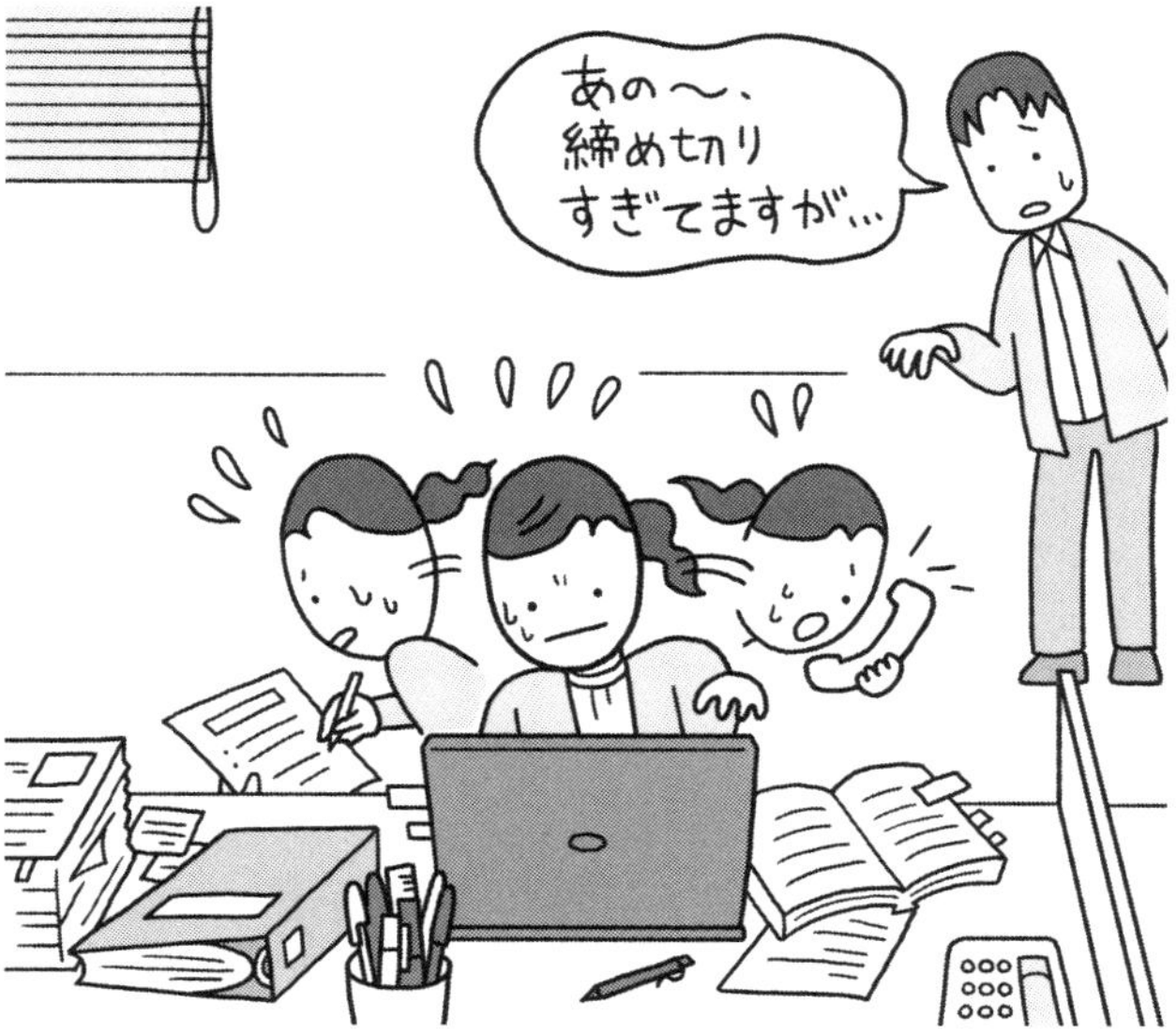

memo
約束を守れない、遅刻するという行動は不注意からくる特性で、女性、男性ともにADHDの人に現れやすい特徴といえます。

Scene 3

指示待ちばかりで自分で動かない

自分の仕事が終わったらさっさと帰ってしまう人、自分の仕事が終わっているのに指示が出るまで動かない人など、上司としても部下としても困ってしまう人が周囲にいませんか？

□ check 1
得意な仕事だけをやりたがる

□ check 2
仕事が終わったらすぐに帰宅してしまう

□ check 3
「ちょっと手伝って」と声をかけても反応が鈍い

□ check 4
人の仕事にはまったく興味がない

□ check 5
チームで仕事をすると必ず和を乱す

□ check 6
自分で立てたスケジュール通りに進めたがる

チェック項目の数が…

☑

3つ以下→特性が弱い
4～7個 →特性が目立つ
8個以上→特性が強く出ている

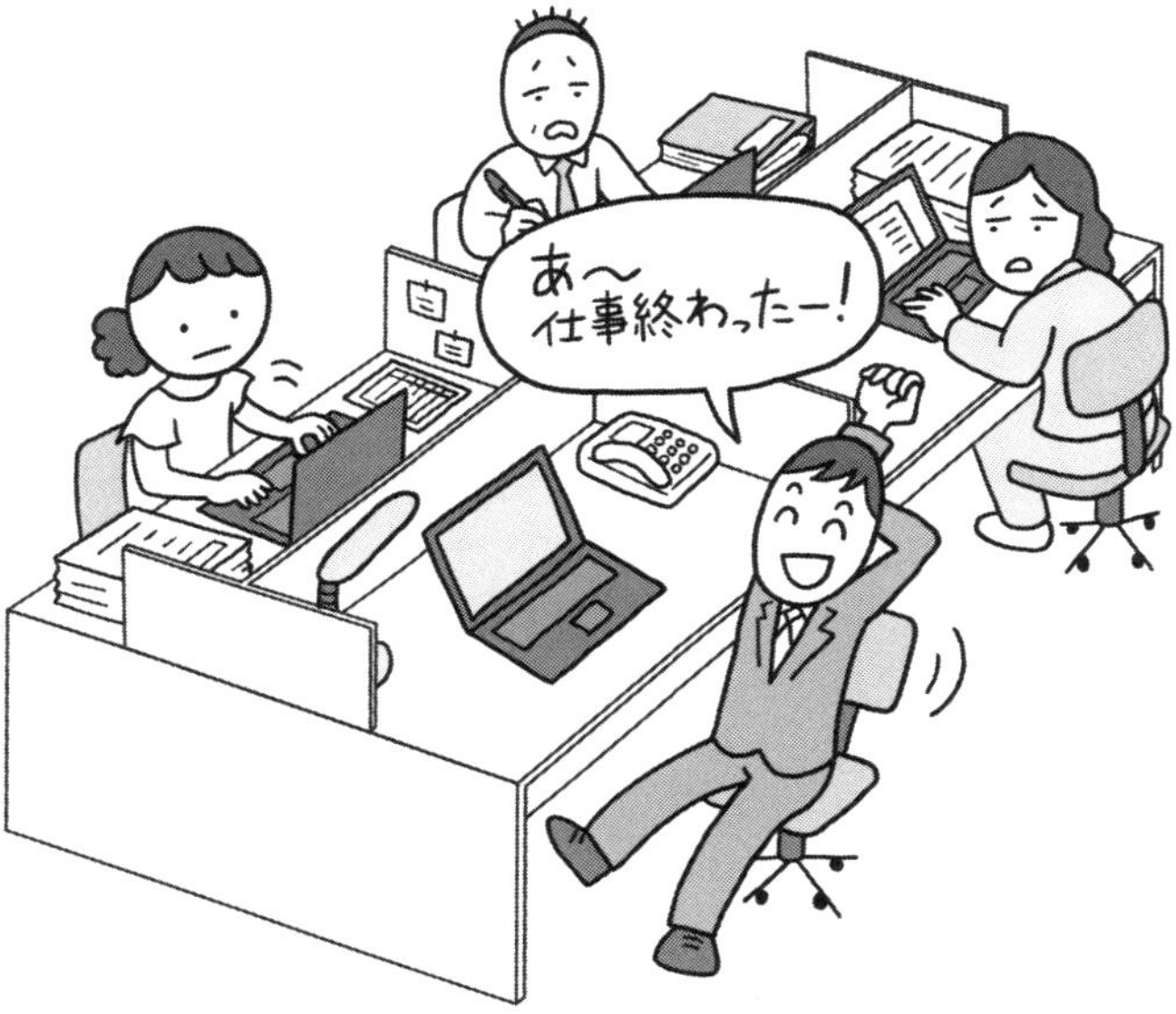

☐ check 7
ミーティングが苦手

☐ check 8
上司からよく怒られている

☐ check 9
仕事中、席を立つ回数が目立つほど多い

☐ check 10
なにかを言われるまで自分から動こうとしない

memo
自分の仕事に強いこだわりがあり、他の人の仕事に関心を示さないという行動は、女性、男性ともにASDの傾向があるといえます。

Scene 4

ささいなミスを怒鳴りつける

自分の仕事がうまくいかなくなると突然大声を出したり、ささいなことで口を出したり、怒ってくる人がいると、それだけで職場環境もギスギスしてしまいます。

□ check 1
予定が狂うと周囲に当たり散らす

□ check 2
声をかけただけでひどく驚かれる

□ check 3
ルールを厳格に守っている

□ check 4
自分の評価が低いと愚痴を言う

□ check 5
仕事中、いきなり大声を出すことがある

チェック項目の数が…
☑
3つ以下→特性が弱い
4～7個 →特性が目立つ
8個以上→特性が強く出ている

□ **check 6**
過去の自分のミスをいつまでもクヨクヨ愚痴る

□ **check 7**
他人の失敗を怒鳴ることがある

□ **check 8**
自分の世界に入っていることがあり、声をかけても返事をしない

□ **check 9**
人の立てる音に敏感に反応する

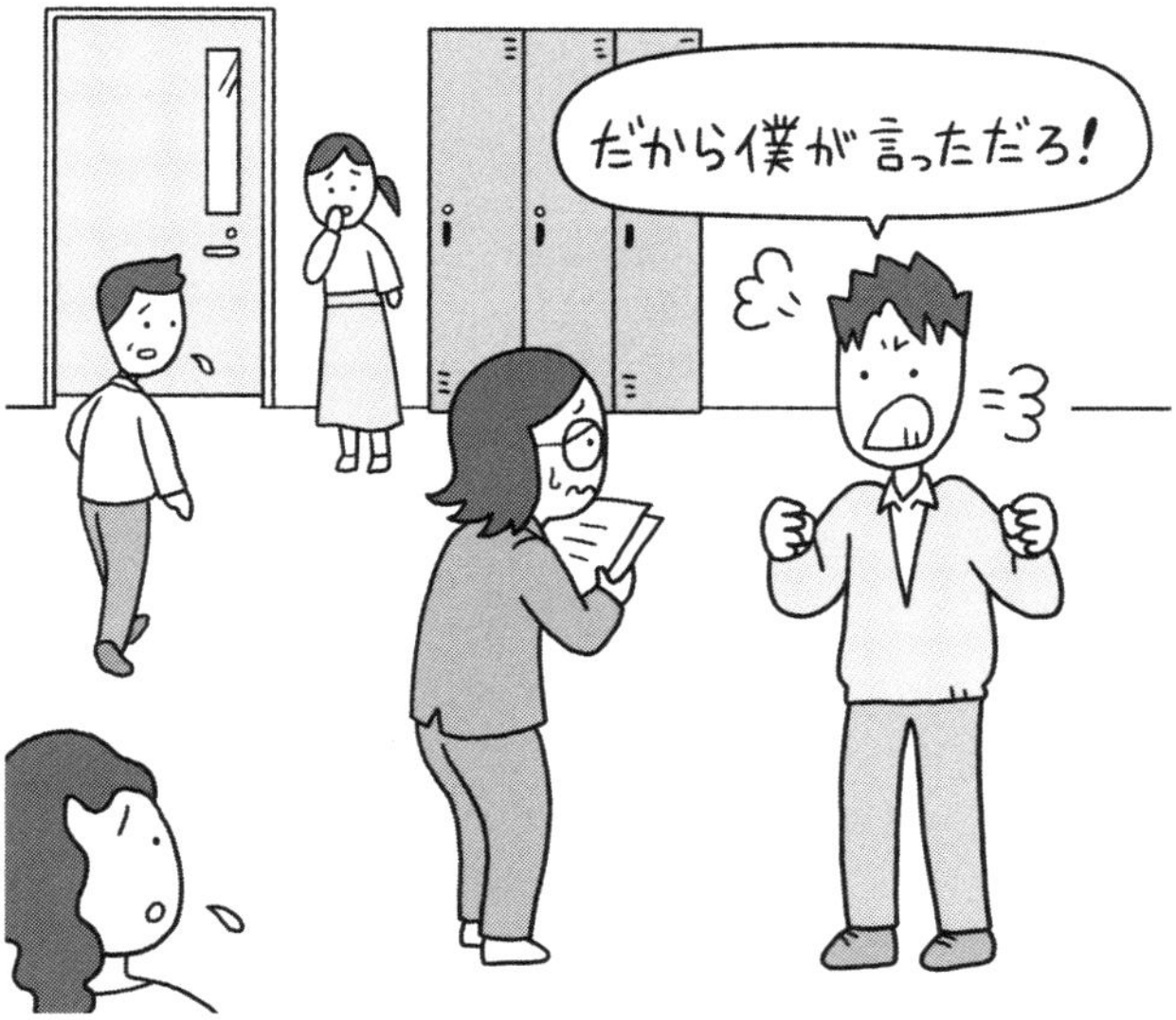

memo　他人に対して厳しく、ときに怒鳴ったり、大声をあげてしまう特性は、特に男性のASDに見られます。集中力が高く、何時間も夢中になって仕事をすることもあります。

Scene 5

同じミスを繰り返す

大事な打ち合わせのときに必要書類を忘れたり、毎朝のように遅刻をしてくる人はいませんか。
うっかりミスも重なると、
会社や同僚に大きな損失を与えてしまうことがあります。

□ check 1
とにかく忘れ物が多い

□ check 2
同じ書式をずっと使っているのに、何度も書き間違える

□ check 3
遅刻の常習犯

□ check 4
字が汚すぎてなにが書いてあるのかわからない

□ check 5
毎日お風呂に入っていないのか、いつも臭い

チェック項目の数が…

3つ以下→特性が弱い
4〜7個 →特性が目立つ
8個以上→特性が強く出ている

□ check6
いつも「寝ていない自慢」をする

□ check7
与えられた仕事をやり遂げられない

□ check8
アドバイスをされるとキレる

□ check9
電話をしながらメモがとれない

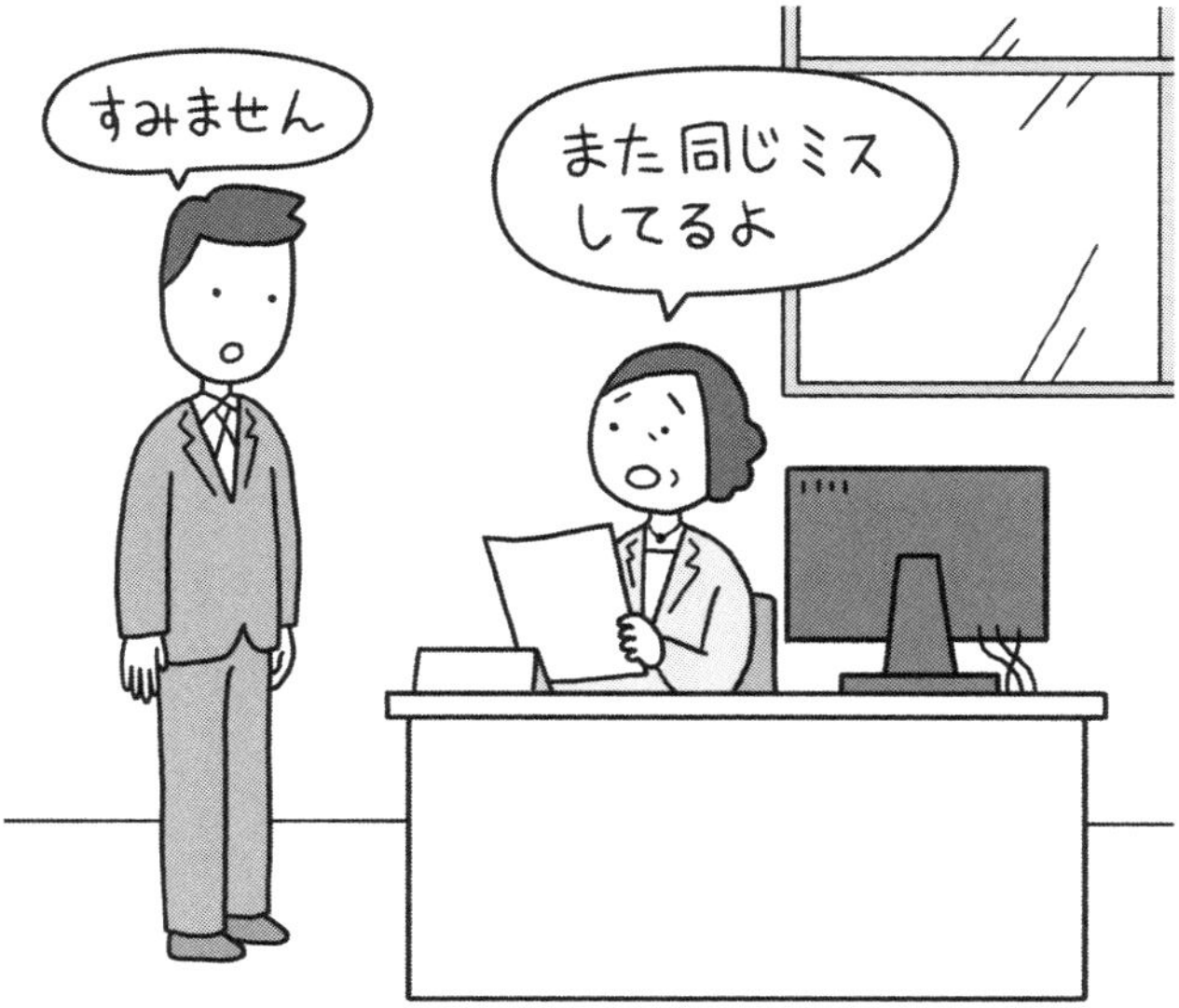

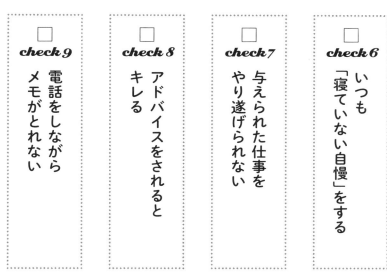

memo
うっかりミスを何度もする、日常生活を規則正しく送れないという特性は、女性、男性ともにADHDの人に現れやすい特徴です。

Scene 6

お金にルーズ

会社には必ず、領収書精算をずっと溜め込んでいるような人がいるものです。さらに、無防備にお金を貸したり、怪しい通販に引っかかってしまうなど、お金のリテラシーが低い人もいます。

□ check 1
仲間はずれにされることを恐れている

□ check 2
買ったことを忘れて同じものを何度も買ってしまう

□ check 3
衝動買いをしているのを見たことがある

□ check 4
説明書や契約書を読むことを嫌がる

□ check 5
レストランなどでオーダーを決められない

チェック項目の数が…

☑

3つ以下→特性が弱い
4〜7個 →特性が目立つ
8個以上→特性が強く出ている

□
check 6
「お金を貸して」というと断れない

□
check 7
販売員に勧められるままに買ってしまう

□
check 8
ネットの怪しい広告に引っかかりそうになっていたor引っかかっていた

□
check 9
いつも経理から未精算を督促されている

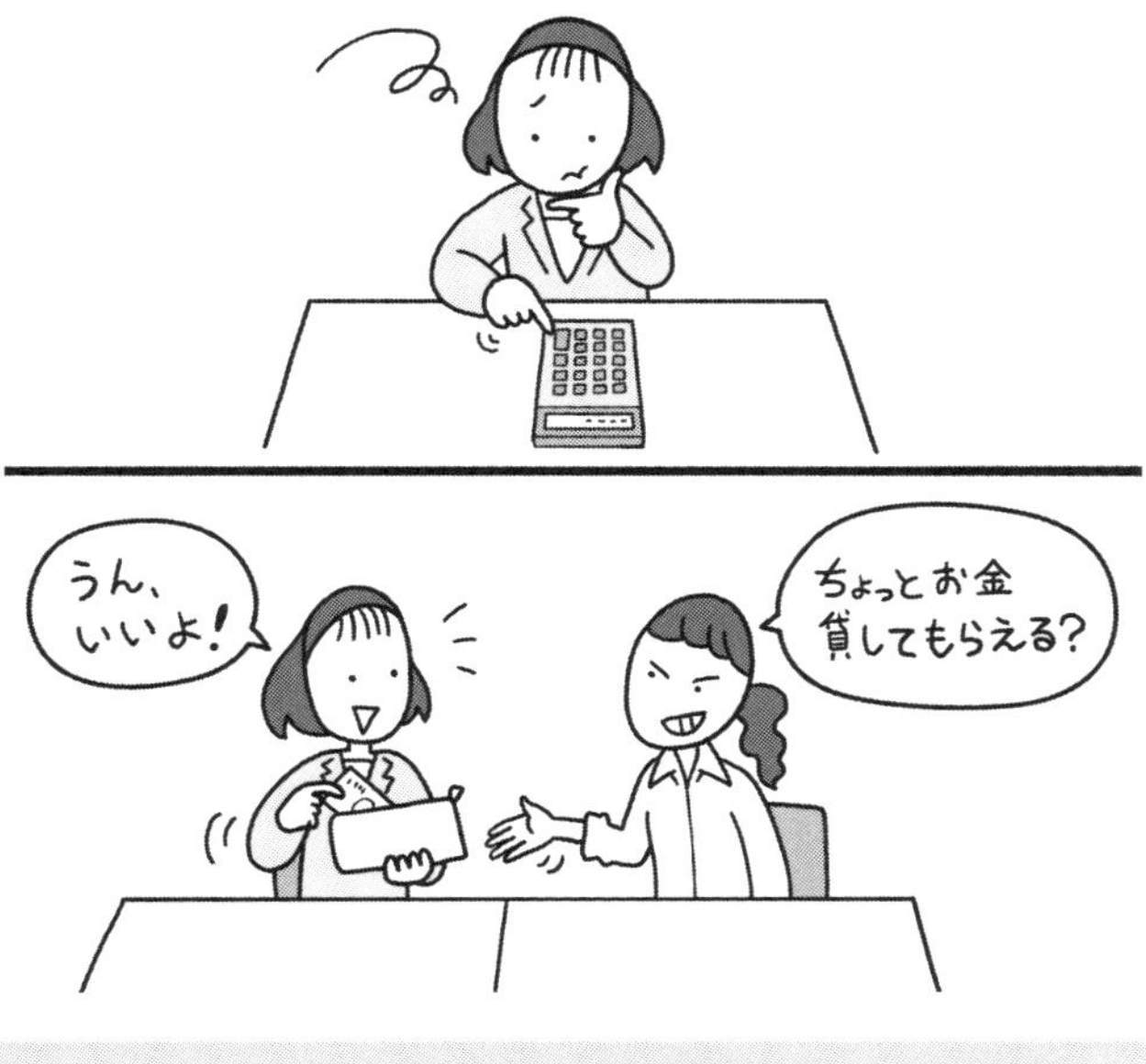

memo　細かい作業が苦手で、よく考えないまま次々と別のことをし始めてしまう傾向があるADHDの男女は、お金の計算に弱く、散財してしまう傾向が見られます。

Scene 7

デスクの上がいつも汚い

デスクの上には過去の書類や資料が山積みとなっていて、どれがどれだかさっぱり。
さらに隙間はホコリまみれ…。
隣のデスクにいようものなら、雪崩《なだれ》を起こされてとばっちりを受けることも。

□ check 1
カバンの中はパンパンで物で溢れている

□ check 2
デスクの上から10年前の書類が出てくるほど整理していない

□ check 3
身だしなみも乱れていることがある

□ check 4
前日の服装と同じことがよくある

□ check 5
自分の部屋は汚部屋《おべや》だと自慢してくる

チェック項目の数が…
☑
3つ以下→特性が弱い
4〜7個 →特性が目立つ
8個以上→特性が強く出ている

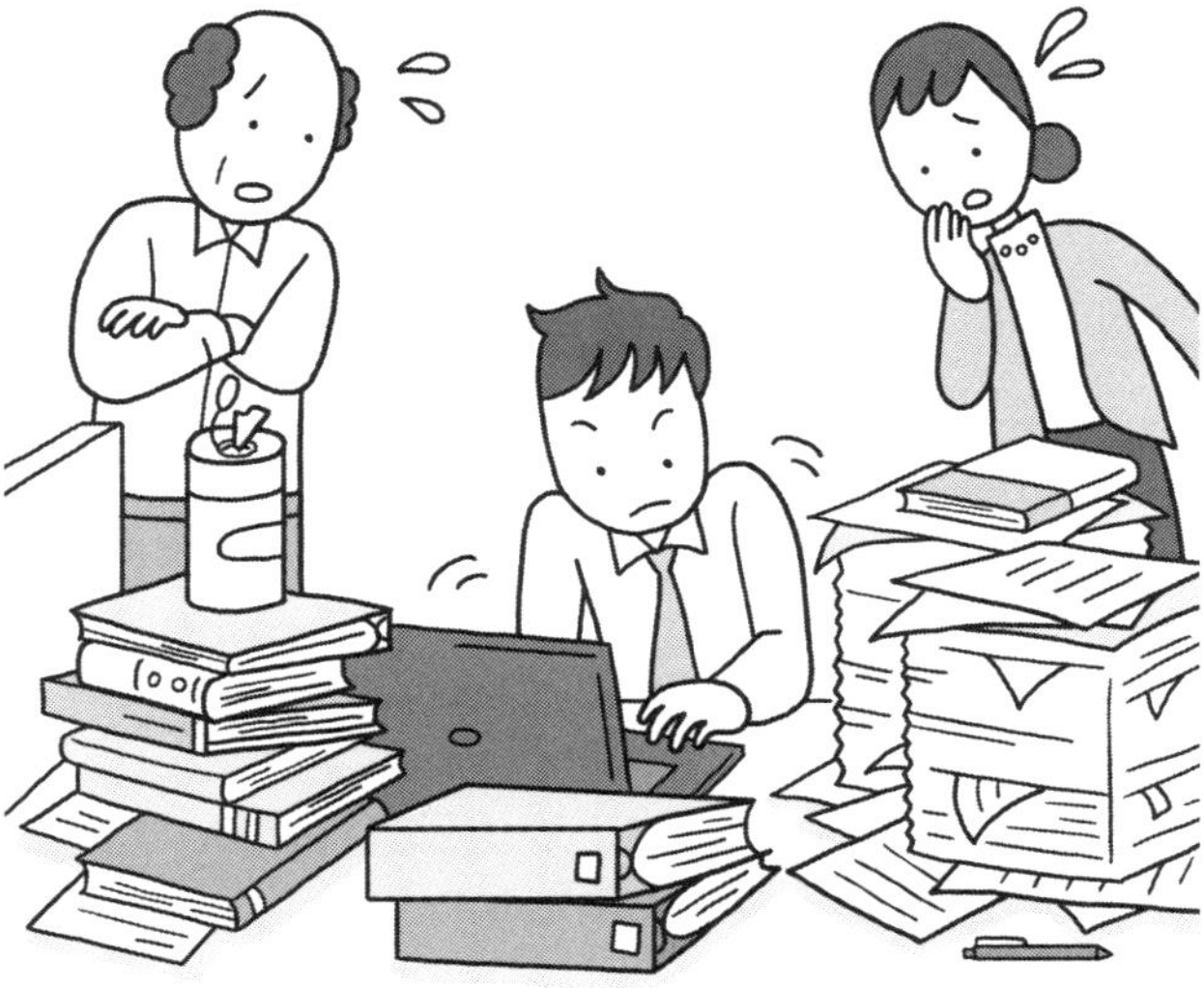

□ check 6
年末の社員一斉大掃除の日でも掃除をしたがらない

□ check 7
「片付けろ」と怒られてもどうしていいかわからない様子

□ check 8
自分なりの整理の仕方があるらしく、手を出すと怒る

□ check 9
重要な書類をデスクの山に埋もれさせ、紛失させることがよくある

memo 集中力が続かず、片付け始めてもすぐに他のことをしてしまうという傾向はADHDの人に見られがちな特徴です。一定のものにこだわりを持ちすぎるASDの人も片付けが苦手な場合があります。

Scene 8

すぐ会社を休む

発熱、腹痛、頭痛など、
毎回理由があるけれど、たいてい月曜日に休むあの人…。
その日までに仕上げなければいけない仕事があってもかまわず休まれると、
さすがに小言を言いたくなります。

□ check 1
頻繁に遅刻をしてくる

□ check 2
毎月のように2、3日続けて休む

□ check 3
休みの日はまったく外に出ないらしい

□ check 4
天気が悪い日は機嫌が悪い

□ check 5
前日に怒られると、次の日休むことが多い

チェック項目の数が…

3つ以下→特性が弱い
4〜7個 →特性が目立つ
8個以上→特性が強く出ている

□ ***check 6***
「みんなが自分の悪口をいっている」と愚痴られる

□ ***check 7***
「嫌なことがあると眠れない」と言われる

□ ***check 8***
めまいや頭痛など、毎日のように体調不良を訴える

□ ***check 9***
「上司が自分のことを理解していない」とよく抗議する

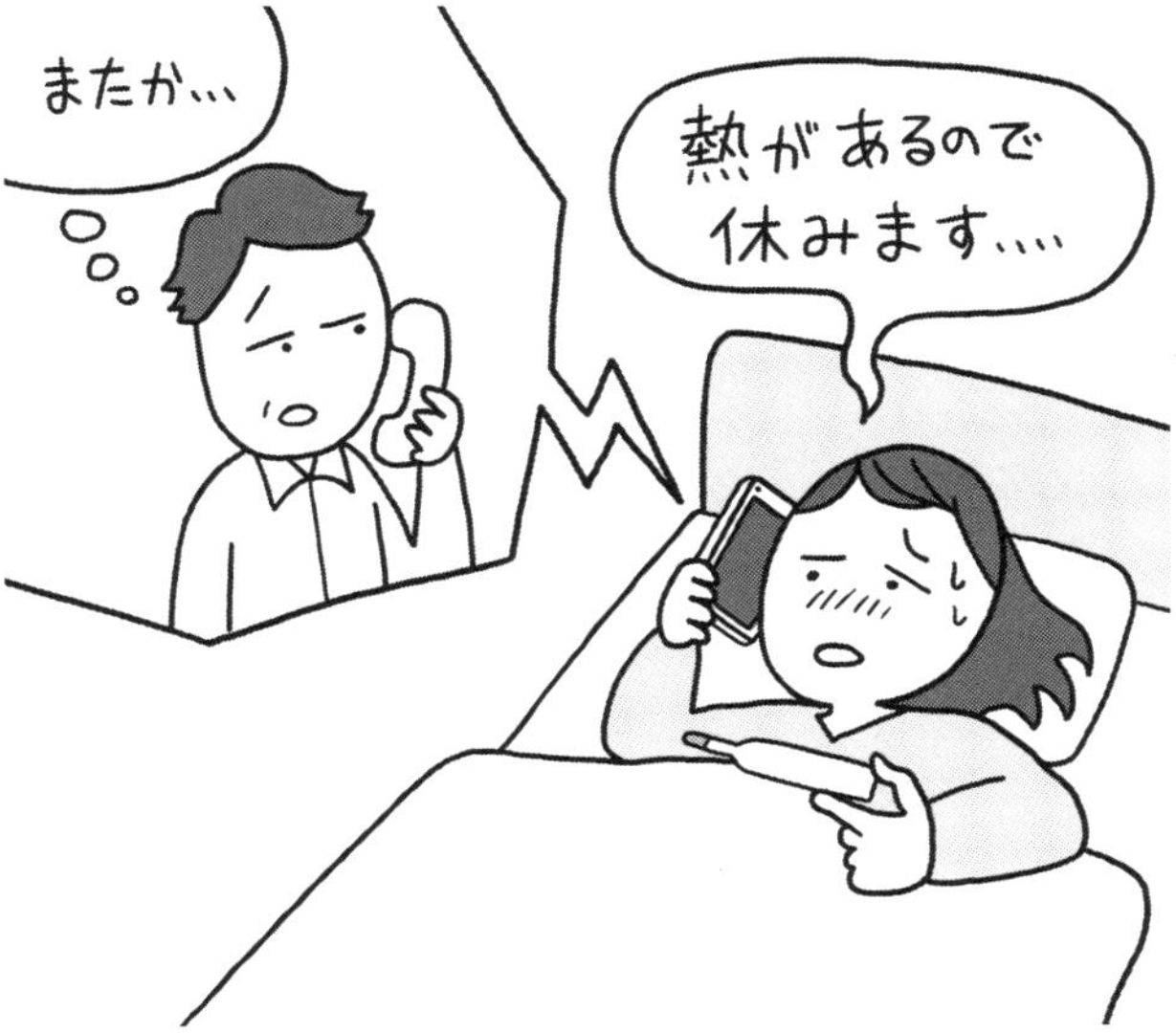

memo 特に繊細な傾向を持つASDの女性に多いのが体調不良です。過去の失敗を考えると夜眠れなくなる、物事を考えすぎて熱が出るなど、心の負担が体に現れてしまうことがよくあります。

Scene 9

仕事なのにタメ口をきく

作業は人より早くうまくできるのに、
TPOの使い分けができず、急に上司にぞんざいな口をきいたり、
自分の主張ばかり繰り返す人…。
しかも間違いを指摘しても、聞き入れてくれません。

□ check 1
よく人の名前を間違える

□ check 2
上司にも取引先にも
タメ口をきくことがある

□ check 3
大事な会議を
ロクに聞かず、
たいていあとで怒られる

□ check 4
いいたいことばかり
主張する

□ check 5
人の話を聞けず、
自分のミスを修正できない

チェック項目の数が…

3つ以下→特性が弱い
4〜7個 →特性が目立つ
8個以上→特性が強く出ている

□ check 6
本音を晒しすぎて相手を怒らせる

□ check 7
本人が正しいと思っていることを強く押し付けてくる

□ check 8
他人の失敗を嘲笑うような態度をとる

□ check 9
「でも」「だけど」と、否定の言葉から会話を始める

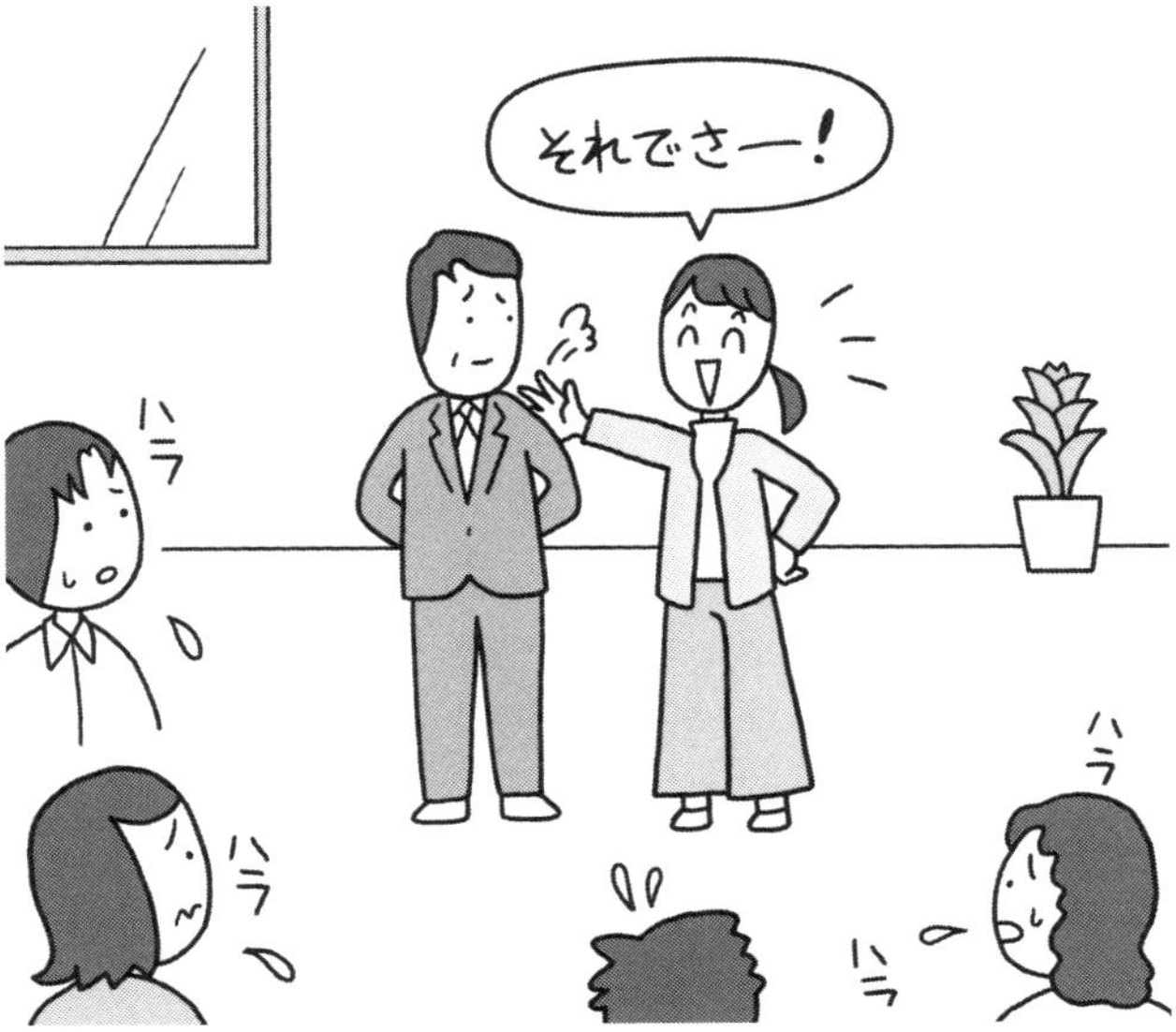

memo 他人との距離を測り間違えたり、自分の正義感だけを貫こうとするのは、対人関係のルールがわかっておらず、文脈が読めないASDの男女に多く見られる傾向です。

column 1

ADHDの特性の一部を緩和・改善できる薬

発達障害そのものは生まれついてのもので、
生涯付き合わなければならないですが、
ADHDには、その症状などをやわらげることができる薬が4種類あります。
いずれも医師による処方が必要です。

■商品名　ストラテラ

【効能】 6歳以上の子どもや大人に使われる。ドーパミンやノルアドレナリンのバランスを調整する。服用してから効果が感じられるまで4〜8週間ほどかかることが多い。

【副作用・注意点】 副作用として腹痛や食欲不振、眠気などがたびたび起こることがある。副作用は一過性のこともある。コンサータに比べて効果が感じられるまで時間がかかるので、緊急性を要する人や、衝動性が強い人の場合は、コンサータを優先的に服用する場合が多い。

■商品名　コンサータ

【効能】 6歳以上の子どもや大人に使われる。主に脳内物質のドーパミンやノルアドレナリンのバランスを調整する。不注意、多動性、衝動性を軽減させる効果がある。服用から2週間程度で効果が感じられることが多い。

【副作用・注意点】 食欲不振や睡眠障害などの副作用が起こることがある。分量が多すぎるとさまざまな症状が出ることがあり、こまめに医師に状態を報告しながら分量を調整することが必要。

■商品名　インチュニブ

【効能】 脳内でドーパミン、ノルアドレナリンを受け取りやすくし、脳の働きを円滑にする。他のADHD治療薬とは異なり、静穏作用を持つのが特徴。6歳以上に使用可能。服用後6時間ほどでピークになる。

【副作用・注意点】 コンサータやストラテラに比べると依存性が少ないとされているが、臨床からみると大きな差はない。もともと血圧を下げる薬のため、血圧低下に注意が必要。

■商品名　ビバンセ

【効能】 6歳から18歳の子どもに対して承認されたADHD治療薬。不注意、多動・衝動性を改善させる効果がある。18歳以降も慎重を期して使用継続が可能。毎日内服すると5日ほどで体内で一定の濃度に維持される。

【副作用・注意点】 食欲減退、不眠、体重減少、頭痛、悪心（おしん）などがある。薬が効いている日中は食欲が減退するので、朝食や夕食、間食などで食事量を調節する必要がある。

第2章
発達障害の人を理解するために知っておきたいこと

発達障害には大きく3つの特性があります。一つの特性が単独で現れることは少なく、それぞれの特性が重なり合って複数の特性を併せ持つ人が比較的多いとされます。また、大人と子ども、男性と女性でも特性の現れ方は異なります。ここでは、発達障害と、診断はつかないけれど発達障害の特性を持つグレーゾーンについて解説します。

発達障害には大きく3つの特性がある

発達障害の種類は多く、さまざまな特性があります。ここでは特に代表的な3つの発達障害について解説します。

「疾患」「障害」ではなく「特性」

発達障害と診断されるまでには、さまざまな診断基準、指標が設けられています。また、その現れ方は一人ひとり違ううえ、複数の発達障害が併存する人もいます。しかし、発達障害と診断された人や、その可能性が高い人（ここではグレーゾーンの人と呼びます）の大部分は仕事に就き、社会生活を送っています。

発達障害は「疾患」「障害」というよりも、「特性」を持つ人を指しているものだということを認識するといいかもしれません。

発達障害は先天性の脳機能障害であり、成長しても特性そのものは変化しませんが、人生経験を重ねていくと、特性を自分で認識し、カバーできるようになっていきます。周囲も対処法を一緒に考え、実践することで、よりよい関係を築くことが可能です。

3つの発達障害それぞれの特性とは

では、発達障害の代表的な特性について説明していきましょう。

●ASD（自閉スペクトラム症）

一般に「アスペルガー症候群」と呼ばれることもあります。「コミュニケーションの障害」「社会性の障害」「興味・活動の限定」という3つの特性があり、コミュニケーション能力や社会的な関係をつくる能力に偏りがあり、物事にこだわりやすいという特徴があります。

●ADHD（注意欠如／多動・衝動性障害）

「不注意」「多動性」「衝動的」の特性を持ち、落ち着きがなく、考えなしに衝動的に行動をしてしまう、忘れ物が多いなどの不注意行動があります。多動があまり目立たず、不注意傾向が主にある場合は、大人になっても性格のせいと思われ、診断がされないことがあります。

●LD（学習障害）

知能は正常であっても、会話が理解できない「聞く」、同じ内容を繰り返す「話す」、文字を発音できない「読む」、誤った文字を書く「書く」、計算、暗算ができない「計算」、長文読解ができない「推論」の6つの機能のいずれか、もしくは複数に不具合が現れる障害です。

生きづらさを抱えるグレーゾーンの人たち

発達障害のグレーゾーンと呼ばれる人がいます。
発達障害の特性がありながら確定診断がされず、
生活上の困りごとを抱えている場合が少なくありません。

発達障害の診断に至らない人たち

発達障害の診断名である「自閉スペクトラム症（ASD）」のスペクトラムとは、「連続体、範囲」という意味の言葉で、はっきりした特性を持つ人から、生活に支障が出ない程度の特性を持つ人、またはASDとADHD、LDなどが併存する人の状態を表す言葉です。この特性により、日常生活や社会生活に支障が出る人、発達障害の診断基準をすべて満たす人が発達障害の診断を受けています。

しかし、発達障害の診断基準に当てはまる項目があるにもかかわらず、診断には至らない状態にいる人がいます。このような人を診断がつく人とそうでない人の狭間にいるという意味で、「グレーゾーン」と呼ぶようになっています。グレーゾーンの人は発達障害の診断基準のすべてを満たしていないというだけであって、症状や特性が軽いとは限りません。二次障害が出ているケースもあります。また、社会生活などにおいて困りごとがあり、普段の生活においても支障が出ている人もいます。

日常生活がうまく回らず悩む人も

発達障害があるのに診断がつかないのはどういうことかというと、受診するタイミングや環境が関係することがあります。医療機関を受診した日は症状が強く出なかった、ということもあれば、発達障害の専門医がまだ少ないことから、医師一人の判断で診断まで至らず、確定診断を先延ばしにされた、という場合もあるかもしれません。また、本人がショックを受けないように医師が断言を避けるというケースもあるようです。

グレーゾーンの人の場合、発達障害と診断されていないゆえに、日常生活や仕事上の困りごとを周囲に告げることができず、協力をあおげない場合があります。コミュニケーション面で特性が出ている場合は、家族や親しい人との距離が縮められず、友人・恋人関係が築けずに悩んでいる人もいるようです。診断がつかないことによって障害者手帳が発行されないことから、金銭面での生活が大変だというグレーゾーンの人もいます。

大人の男女の発達障害の現れ方の違い

同じ発達障害でも、女性と男性では特性の現れ方が異なります。ＡＳＤの人とＡＤＨＤの人を例に、どのような違いがあるのか見ていきましょう。

ＡＳＤに見る男女の違い

昨今、性差による職業選択の縛りがなくなってきたとはいえ、未だ女性は事務職に就く割合が高いといえます。ＡＳＤの特性として、興味関心の幅が狭いことや一度に一つの物事しかこなせないシングルタスクが挙げられますが、周囲とのコミュニケーションを必要とし、幅広く臨機応変に対応していく事務職は、ＡＳＤの女性にとって苦手な作業が多く、仕事と特性のミスマッチが起こる可能性が高くなります。

しかも、女性の場合は出産や育児などのライフイベントがあるために、特性と仕事が合わずに短期で退職していたとしても、原因が発達障害である可能性に気づかないことも多く、発達障害が見過ごされがちです。

ＡＳＤの女性は、ストレスなどで自分がコントロールできなくなると、泣き出したり呆然とするなど、感情面に動揺が現れがちですが、ASDの男性は、限界に達すると物を壊してしまったり、その場から逃げてしまったりと、その動揺が行動に現れやすいとされています。

ADHDに見る男女の違い

ADHDは「不注意優勢」「多動・衝動優勢」「どちらも併存」という3タイプがあります。このうち、男性は多動・衝動優勢の人が多い傾向があり、女性は不注意優勢の人が多いという傾向があるとされています。男性は、営業職のように行動力や外交力が必要な職業ではその特性がプラスに働き、仕事で活躍できることもあります。ただ、多動という特性から落ち着いて作業ができず、契約書にミスが多い、金額を間違えるなどのケアレスミスが起こりがちです。

ADHDの女性の場合、細かいことが苦手、締め切りを守れないという不注意優勢の特性から、作業をコツコツとこなすような仕事が苦手です。また、女性は家事や育児を担当することが割合的に多くなりがちですが、毎日同じ作業をこなすことが苦手なADHDの人にとって、家事が苦手を通り越して苦痛になり、うつ症状を引き起こしてしまうことがあります。

この特性が、他人からはわかりづらい家庭内で起きてしまうため、発達障害を持っていても気づかれにくく、自分でも気づかないという問題が生じてしまうのです。

発達障害の特性は成長しても変わらない

成長や経験によって特性が軽減するケースもありますが、基本的に発達障害は先天性であり、特性が変わることはありません。

就職をしてから発達障害に気づく人も多い

発達障害は、病気ではなく生まれつきのものであり、脳機能の発達が関係する障害です。大人になってからも環境になじめず、周囲の人との関わりでトラブルが起きやすいなど社会生活が困難な場合などに、専門医の診断を受けて発覚することもあります。子ども時代から特性が出る人もいて、早い場合には2、3歳から特性が目立ち始めます。最近では発達障害のサポート機関も増え、幼少時から学生までは、学校や専門クリニックなどからさまざまなサポートを受けられるようになってきました。

しかし、社会に出る年齢になると、特性のために苦労をする人が増加します。場の空気を読むことが苦手な人は上司や同僚とよい人間関係を築くことが難しかったり、本人は努力をしているのに、ケアレスミスを頻繁に起こす人は、「仕事ができない人」「怠け者」という評価を受けてしまうこともあります。精神的ストレスからうつなどの二次障害を発症してしまうこともあり、こうした状態を繰り返すことで、さらに重い精神疾患になる場合もあります。

最も重要なサポートは周囲の理解

ＡＳＤやＡＤＨＤの特性は、個人差もありますが、成長の過程で症状がなくなるケースがあります。例えば「授業中に席に座っていられない」というＡＤＨＤの特性は、小学校低学年の発達障害の子どもに顕著に見られますが、高学年になれば落ち着く子どもが大半です。２、３歳の時点で自閉スペクトラム症（ＡＳＤ）の傾向があった子どもが、５歳になる頃には特性が消えてしまったということもあります。これは、社会性や情動の発達速度が人よりも遅かっただけで、発達が追いついて症状が消えたのだと考えられます。

大人になるにつれて職場などで経験を積むと、社会常識や暗黙の了解など、とっさに理解はできなくても、同じようなケースとして対処法を身につけることもできます。

しかし、発達障害の特性を知ろうとせずに、よく思わない人の中で過ごすことは、やはり大きな精神的負荷がかかります。発達障害の人が生きていくうえで、家族や周囲の理解は大きな助けとなります。

発達障害の人が言われるとつらい言葉

発達障害の人は、その特性から口論を仕掛けてくるなどの問題行動をとることがあります。周囲はついイライラして小言をいいたくなるときがあります。

特性ゆえに出てしまう困りごと

社会性の欠如という特性を抱えるＡＳＤの人は、意図せず不用意な発言をしてしまうことがあり、「上から目線」で横柄だと受け取られてしまうことがあります。また、ＡＤＨＤの人の特性として、机の上が乱雑でだらしなく見え、突然怒り出すこともあり、アブない人だとドン引きされることがあります。

しかし、こういった困った行動は、すべて発達障害による特性から引き起こされることであり、性格の悪さや怠け心から出たものではありません。

本人のせいではないのに、このような特性から、発達障害の人は周囲から誤解され、つらい言葉をかけられることが多くあります。

気をつけたいNGワード

「誰にでもよくあることだよ」

ミスを頻発させてしまい、周囲から「誰でも同じだよ」といわれて慰められるとき、当人からしてみれば、ミスをして誰よりも落ち込んでいるときに、この一言で片付けられると、つらさをまったく理解してもらえず、表面的に理解したふりをされていると感じます。

「何度いえばわかるの？」

同様の表現として「何回もいわせないで」「あなたは本当にだらしない」などがありますが、これらの言葉は、発達障害のせいでミスをしているのではなく、本人の努力不足が原因だという目線で発達障害の人を見ていることが伝わります。

「発達障害に見えないね」

すべての神経を集中して必死で特性をカバーして日々を過ごしている人は、帰ったら即寝込むほど疲弊しています。軽々にいわれるほど軽い努力ではないのだと知ってください。

「人としてなっていない」

同じことを繰り返しミスしたときなどは、周囲のいらだちもわかりますが、特に家族など身近な人が、人格を否定するような言葉をかけてしまうことがあります。

発達障害の人がうれしいと思える言葉

傷つけようという気はまったくなく、励まそうとして発した言葉は、当事者にはモヤッとする微妙な発言になってしまうことがあります。

「発達障害は個性」という認識の是非

発達障害の診断を受けている人や、発達障害やグレーゾーンを自覚している人は、特性により生きづらさを感じており、社会に適合できないのではないかという絶望感を持つ人も多くいます。

そこでネックになるのが、「発達障害は個性だよね」という声かけとその考え方です。

障害者ではない周囲の人が、発達障害の人と付き合うとき、障害者として接するのではなく、同じ場所にいる人として平等に接したいという、一見リベラルな言説に見えます。

しかし、当人が生きるのにも苦労して困難を抱えているのに、その現実を知ろうとせず、耳ざわりのいい言葉で障害を障害と認めていないような声かけは、当人の苦しみを助長する突き放しの言葉と捉えられてしまいます。

「相手を尊重する態度」を忘れない

それでは、いわれてうれしいことや、ありがたく思う気遣いとはどんなことなのでしょうか。もちろん、人によって特性の種類や濃淡、悩みが違うので正解はありませんが、コミュニケーションの基本である「相手を尊重すること」を忘れないようにすることが大切なのだと思います。

「力になれることがあったらなんでもいってね」

人によっては、こういわれて押し付けのように感じたり、恩着せがましいと思ったりすることもあります。相手の反応を見ながら「いつもあなたに助けられているから、自分も力になりたくて」というような気遣いからの発言であることが伝わるように話してみてはどうでしょう。相手もほっとして、うれしく感じてもらえるのではないかと思います。

「話してくれてありがとう」

もしも、他の人ではなく、自分に発達障害をカミングアウトしてくれたら、まずは心を開いてくれたことへの感謝を伝えるのがいいと思います。わかったふうなことをいうのではなく、全面的に話を聞く姿勢を見せて、相手のいいたいことをすべて受け止めてみてください。

ＡＳＤの人とＡＤＨＤの人へのサポートの違い

発達障害の人と一緒に物事を進めるとき、ＡＳＤの人とＡＤＨＤの人とでは特性が対照的です。それぞれに合った接し方が必要となります。

ＡＳＤの人は「予習」が必須

発達障害はＡＳＤ、ＡＤＨＤ、ＬＤと大きく3つに分けられますが、人によってはＡＳＤだけというわけではなく、2、3種類が併存している場合もあります。個々によって、サポートの仕方は千差万別といえますが、ＡＳＤの傾向がある人と、ＡＤＨＤの傾向を持つ人では、特性の現れ方に違いがあることを知っておくとよいでしょう。

ＡＳＤの人は、自分が行動したことのないことを想像することが苦手で、過去に教わったことしかできないという特性があります。自分の決めたルールや順序にこだわり、急に違うことをいわれるとパニックになることがあります。

例えば、いつもの本屋で週刊誌を毎週買っていたのに売りきれていた場合、近くの本屋かコンビニに行って買うという想像がつきません。周囲から「あそこのコンビニにも売っていたよ」

などと教えてもらわないと、類推して手法を変えることができないのです。一見、同じことのように思えるものも、それぞれ予習して覚えていく必要があります。

また、ASDの人に対してアドバイスをするときに、気をつけたいことがあります。彼らは顔を見ながら相手の感情を読み取ることが苦手なので、横に並んで一緒に資料を見ながら説明すると、緊張を持たずに理解してもらいやすくなります。彼らは1対1で向き合って「○○したほうがいい」「そんなこともわからないの」と押し付けるようにいわれるのがとても嫌いです。反発を覚えて相手のことを敵とみなしてしまい、以降話を聞いてもらえなくなります。

「復習」が欠かせないADHDの人

一方、ADHDの人は、なにも考えずにすぐに行動に移してしまうという特性があります。近くの本屋で週刊誌を買ったはいいものの、そのこと自体を忘れてしまい、同じ日に同じ週刊誌を2冊買ってしまう、といったこともあります。集中力がなく、忘れっぽい特性も関係しているようです。

失敗しても、それを責めずに、「あのときはこうしていたらよかったね」と復習してもらうことで、次から失敗を減らすことができるようになります。

発達障害の二次障害

自分の特性に合わない環境で無理をして過ごしていたり、特性に合ったサポートが受けられない場合、二次障害を引き起こすことがあります。

環境の変化で発覚しやすい二次障害

発達障害の二次障害とは、発達障害の特性が原因となってストレスを溜め込んだり、自己肯定感が低下してしまうことで併発する精神疾患をいいます。特に発達障害の診断がはっきりと出ていないグレーゾーンの人は、周囲に言いづらい、支援が受けられないということから、二次障害が起こりやすいといえます。

二次障害は、周囲の理解を得られにくい環境において、常に周囲の顔色を窺って行動をしたり、過剰な気配りを続けることによって引き起こされます。そのため、社会人になったときなど、環境の変化で特性のために挫折したり自信を失い、二次障害になってはじめて自分の発達障害に気づくこともあります。

まずは二次障害の治療を行う

二次障害は「内在化障害」と「外在化障害」の2つに分けられます。内在化障害とは自分に影響を及ぼす症状のことです。具体的には、「不安障害」「抑うつ」「対人恐怖」「引きこもり」「強迫性障害」「心身症」「依存症」「摂食障害」などが挙げられます。

外在化障害は、自身のいらだちなどが他者に向けられることで、「暴力・暴言」「反抗挑戦性障害」「自傷行為」「家出」などがあります。

二次障害は発達障害の特性により後天的に起こる精神疾患なので、症状に合わせて医療機関で治療をすることができます。二次障害は、うつや暴力など、自分や周囲への影響が大きいことが多いため、まずは二次障害の治療を優先して行います。

二次障害は、周囲の理解や適切な支援によって、症状が深刻化せずにすむことがあります。周囲は、発達障害の特性上、他の人と違う服装、状況になることを受け入れる準備が必要となります。例えば、感覚過敏で蛍光灯の光ですらまぶしく感じる場合には社内でサングラスの着用を許可する、コミュニケーションが苦手な場合は在宅でのリモートワークを多めに設定するなど、企業や職場のルールそのものを見直すことも必要になります。

発達障害の診断基準「ＤＳＭ-５」

発達障害の診断には、主にアメリカ精神医学会が設けた診断基準である「ＤＳＭ-５（精神疾患の診断・統計マニュアルDiagnostic and Statistical Manual of Mental Disorders）第５版」が用いられています。

診断に用いられる世界的な基準ＤＳＭ-５

発達障害と診断を受ける場合、発達障害を専門とする精神科や心療内科などを受診することが必要となります。その診断基準となるのが、アメリカのＤＳＭ-５や、世界保健機関（ＷＨＯ）の診断基準である「ＩＣＤ-10（国際疾病分類）第10版」（現在は最新版のＩＣＤ-11が準備されている）です。

ＤＳＭ-５とＩＣＤ-10では、診断基準や診断名が違うことがあります。例えばＩＣＤ-10ではアスペルガー症候群という診断名がありますが、ＤＳＭ-５にはありません。同じような症状の場合はＡＳＤ（自閉スペクトラム症）という診断名となります。医師は、当事者の特性によると考えられる行動や言動について問診を行い、その情報をもとに心理検査や発達検査などを行って、診断基準をどの程度満たすかどうかを総合的に判断して診断を下します。

発達障害の6つのカテゴリー

ＤＳＭはもともとアメリカの精神科医の使用を想定してつくられたものですが、現在では国際的な診断マニュアルとして使われています。ＤＳＭに書かれているのは、精神疾患や精神障害を診断するためのさまざまな基準です。ＤＳＭ-５では「神経発達症候群／神経発達障害群」という発達障害のカテゴリーが６つあります。

「知的能力障害群（知的障害）」「コミュニケーション障害群」「自閉スペクトラム症（ＡＳＤ）」「注意欠如／多動性障害（ＡＤＨＤ）」「限局性学習症／限局性学習障害（ＬＤ、ディスクレイシアなど）」「運動症群／運動障害群」

発達障害の特性は、３歳を過ぎた頃からはっきりしてきます。就職をして違和感を覚えたなど、大人になるまで気づかなかった人は、社会に出てさまざまな困難を抱えながら生きてきた人が多く、無理がたたって二次障害を持つ人がほとんどです。次のページに、発達障害のさまざまなサインについてのチェック項目を掲載しました。自分のことであったり、周囲の人がそうかもしれない、と思ったときの参考にしてください。

ただし、チェックした項目が多かったからといって、その人を発達障害と決めつけたり、本人に伝えることはしてはいけません。

ASDかな？ と思われるサイン

- □人に対して関心が薄い
- □人見知りをしない、逆に人見知りが極端に強い
- □言葉が出ない
- □言葉をオウム返しする
- □相手と視線を合わせない
- □気に入ったことをいつまでも続けている
- □同じ行動や動作をいつまでも繰り返す
- □新しいこと、物、場所を受けつけない
- □不測のことが起こるとかんしゃくを起こす
- □目を離すとどこかに行ってしまう
- □突然の大きな音が苦手
- □痛みに対して鈍感
- □偏食が多い
- □文字にまったく興味を示さない
- □寝つきが悪い、早朝に目が覚めてしまう

ADHDかな？ と思われるサイン

- □不注意な間違いをする
- □集中力が持続しない
- □問いかけを無視する
- □指示に従えない
- □順序だてて行動するのが苦手
- □忘れ物やなくし物が多い
- □毎日やっていることを忘れる
- □いつもそわそわ、もじもじしている
- □ずっとイスに座っているのが苦手
- □静かな時間を過ごすことが苦手
- □よくしゃべる
- □質問をよく聞かずに答える
- □順番を待てない、列に割り込んでしまう
- □会話や遊びを邪魔する

第3章

女性の発達障害の特性と、周囲が支えるためにできること

この章では、発達障害を持つ女性の典型的なケースと、その行動へのサポートの仕方を紹介していきます。とはいっても、特性の現れ方は、女性や男性でも違いますし、個人一人ひとりでも異なります。発達障害の人に現れやすい特性を踏まえつつ、女性ならではのデリケートな気持ちや状況を汲み取る意識も必要となります。

女性のASD
Case 1

女の子っぽさが苦手

細かい気配りや家事ができないという発達障害の特性は、日本人が考える女性像とは対照的なため、幼い頃から「女性的であること」を求められてしんどくなり、男性寄りの格好や行動をしたがる傾向があります。

周りからはこう見えている…

スカートなのに、足を広げておじさんのように座っている

スニーカーにジーパンなど、男性っぽい格好ばかりしている

男の友達とばかりつるんでいて、行動も男っぽい

↓

スカートを履いているときに足を閉じるなんて誰も教えてくれなかった

女性ならではの格好は締め付ける服が多くて苦手。つい大きめのパーカーなどを着てしまう

女の友達には「話が合わない」といわれるから、男の友達とバカ話をしているほうがラク

本人はこう考えている…

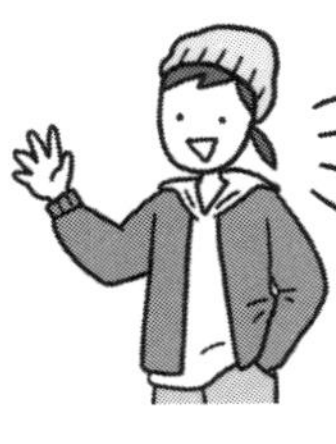

◎理解されない場合に生じやすい悩み

男性のように振る舞い、男のような服装をすることが、「女らしさ」の圧力から逃れる唯一の術となっていることも多いASDの女性です。しかし、受動的な特性を持つASDの女性は、女性らしくあろうと我慢に我慢を重ねてしまうことがあり、うつ病などの二次障害を引き起こしてしまうことがあります。

支えるための考え方

女性だからという ステレオタイプの思い込みをやめる

現在の世の中では、「男らしさ、女らしさ」という性別に関わる固定概念をなくそうとするムーブメントが高まりを見せています。しかし、日本はジェンダーギャップ指数が世界146カ国中125位（スイス非営利財団「世界経済フォーラム2023」より）と低く（男女格差が大きい）、女性らしさを押し付ける社会通念が蔓延《はびこ》っているといえます。

まずは、女性だから整理整頓、家事ができて当たり前、といった意識をなるべく自覚して自制し、その人の個性に合った服装や行動を認めることが大切です。ASDの女性の場合、暗黙のルールを理解できない場合があるので、目に余る服装の乱れや乱暴さなどが見られたときには、はっきりと言葉で示すことも必要です。

女性のASDの特性

ASDの主な特性は「社会性の欠如」「想像力の欠如」「コミュニケーションの難しさ」といわれます。ASDの女性は、コミュニケーションをこなすことができ、人の気持ちを考える努力ができるため、子どもの頃や学生までは、発達障害の特性や生きづらさに気づかれないことが多いのが特徴です。

本人も社会に出てはじめて気づくという場合もありますが、実は、周囲に合わせるために本人のキャパシティー以上の努力をしていることがあります。疲れやすい、体調を崩しやすいなどの身体症状が現れることがあり、自分を押し殺して周囲に合わせることが常態化している人の中には、疲弊してうつ病などの二次障害や併存症を引き起こすケースも見られます。

女性のASD
Case 2

極端に素直

ＡＳＤの女性は、人からいわれたことにはなんでも従ってしまったり、無理だったり嫌なことも素直に受け入れてしまうことがあります。言葉をストレートにしか受け取れない特性ゆえに、誤解されることもよくあります。

周りからはこう見えている…

上司にばかりいい顔をして媚びへつらっている

↓

上司に口答えをするなというマニュアルに従っているだけなのに

見るたびに違う男性とデートをしている

↓

男性に強くアプローチされると断りきれず、付き合ってしまう

意見を求めているのにあいまいな返事しかしてこない

↓

意見といわれても、自分ではなにが自分の意見なのか判断がつかない

本人はこう考えている…

理解されない場合に生じやすい悩み

コミュニケーションが普通にとれるように見えるASDの女性。しかし、本人は周囲との関わりで「ずれ」を感じていても、必死に隠して適応しようとしています。そのせいか、自分の判断に自信をなくしており、人からいわれたことは、なんでも受け入れてしまい、あとで自責の念を強く持つことがあります。

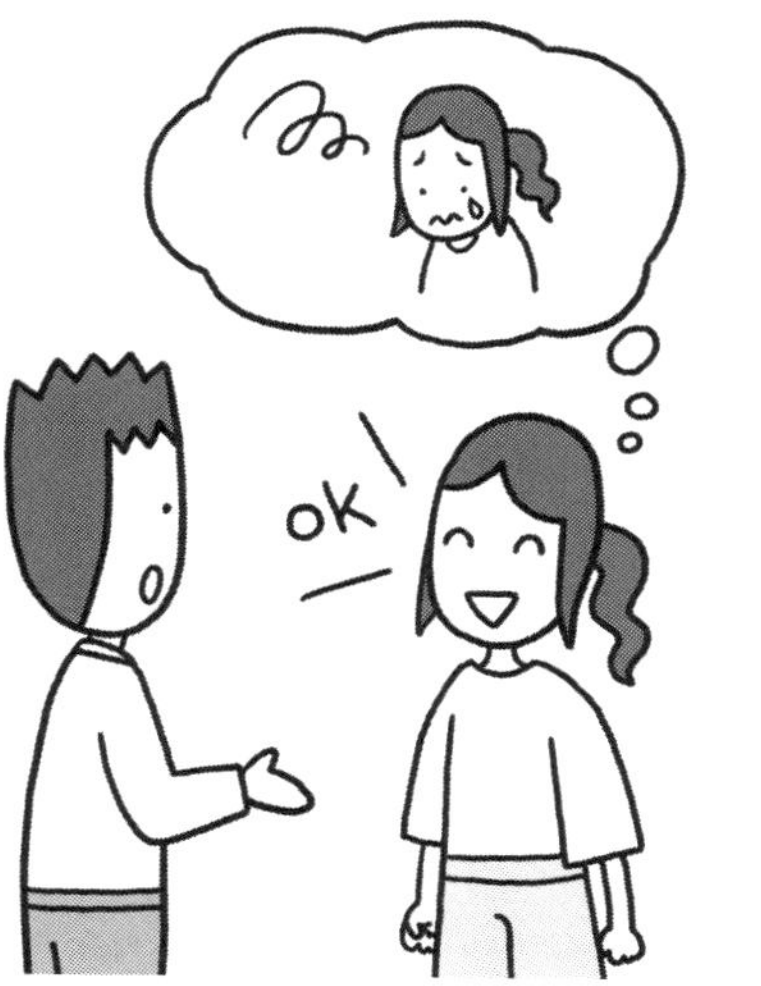

支えるための考え方

周囲に合わせようとしている努力をねぎらう

人の話が聞けない、自分の話ばかりする、というような対人コミュニケーションの障害は、一般的にASDの男性よりも目立たないといわれているASDの女性。素直で人のいうことを信じきってしまう傾向があります。しかし、だからといって、断れないのをいいことに、強引に言い寄ったり、明らかに無理な頼みごとをするのは、社会人としても適切ではない行動です。

ASDの女性は、周囲に合わせようとしてストレスを抱え込んでいるせいか、急にその場から立ち去ったり、怒り出してしまうことがあります。周囲は非常識と責めるのではなく、過剰な負担を強いていなかったかを話し合い、いつも努力をしている彼女をねぎらう気持ちを持つといいかもしれません。

女性のASD
Case 3

冗談が通じない

会話が弾んでいるときには、その場の雰囲気でジョークをいうこともあります。ところが、ASDの女性は雰囲気がわからずに真面目に返したり、誤解して怒るなど、まさに「空気が読めない」言動をとってしまいます。

周りからはこう見えている…

こちらが冗談をいってもまったく笑わない真面目な人	「かわいいね」とお世辞をいったら好きだと誤解された	彼女とは趣味以外の雑談ができない
↓	↓	↓
冗談を言っているなんて気づかなかった	告白されたと思ったら急に相手が好きになってしまった	興味がない話を振られても、なにも話すことがない

本人はこう考えている…

理解されない場合に生じやすい悩み

数人で雑談をしている場では会話についていけないことも多く、さらに場の雰囲気に沿ったジョークやからかいなどを理解できないことがあるASDの女性。「冗談のわからない人」「急に変な受け答えをする人」と敬遠され、無視されても理由がわからず、孤立して強い劣等感を持つこともあります。

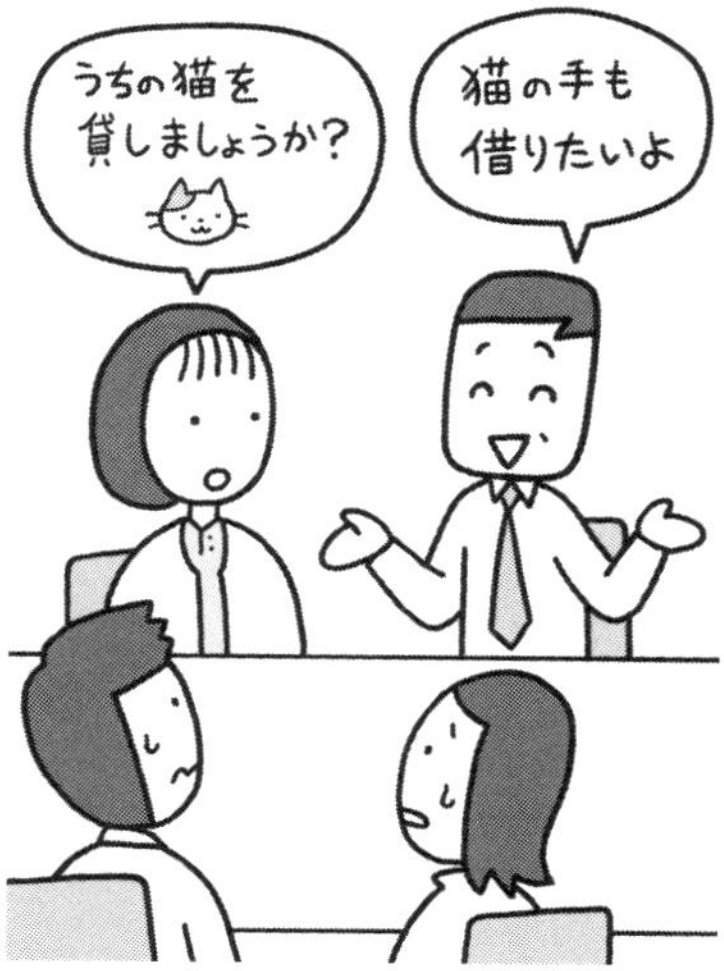
猫の手も借りたいよ
うちの猫を貸しましょうか？

支えるための考え方

独特な受け答えを楽しむ余裕を持つ

ASDの人には、一方的に自分のいいたいことを話してしまったり、思ったことをそのまま口に出してしまうという特性があります。女性の場合は、周囲を観察して合わせることができる人が多いので、そこまでトラブルにはならないですが、冗談や比喩、あいまいな話が通じないという点は隠しきれません。

ASDの女性と会話するときは、冗談や比喩を使わず、簡単に話をまとめると理解を得やすくなります。思いついたことをそのまま発言してしまいがちですが、人を傷つけたことに気づかないケースもよくあります。その場合には、やさしくはっきりと指摘してあげることが本人のためにもなり、また、周囲も特性に気づいてサポートしやすくなるでしょう。

女性のASD
Case 4

得意不得意の差が激しい

一つのことに集中することは得意だけど、一度に2つ以上の物事をこなすことができない。自分の趣味には熱狂的にハマっているけれど、人の興味にはまったく関心がないなど、得意と不得意が明確なのがＡＳＤの人の特徴です。

周りからはこう見えている…

得意な仕事ばかりしていて、苦手な仕事を押し付けてくる

急に発生したトラブルを処理せずに放っておいた

電話取次で、名前も内容も書き留められない

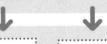

↓

自分は与えられた仕事を一生懸命やっているだけ

自分の仕事が途中で手を離せない

みんなのように電話で話しながらメモをとることができない

本人はこう考えている…

理解されない場合に生じやすい悩み

得意なことは何時間でも集中して行うことができるのに、興味のないことは、なにをどうがんばってでも手をつけることすらできない…。こだわりの特性を持つＡＳＤの人は、興味や関心が極端に偏っていることがあり、職場などで柔軟な対応ができず、対人関係などでトラブルを起こしてしまうことがあります。

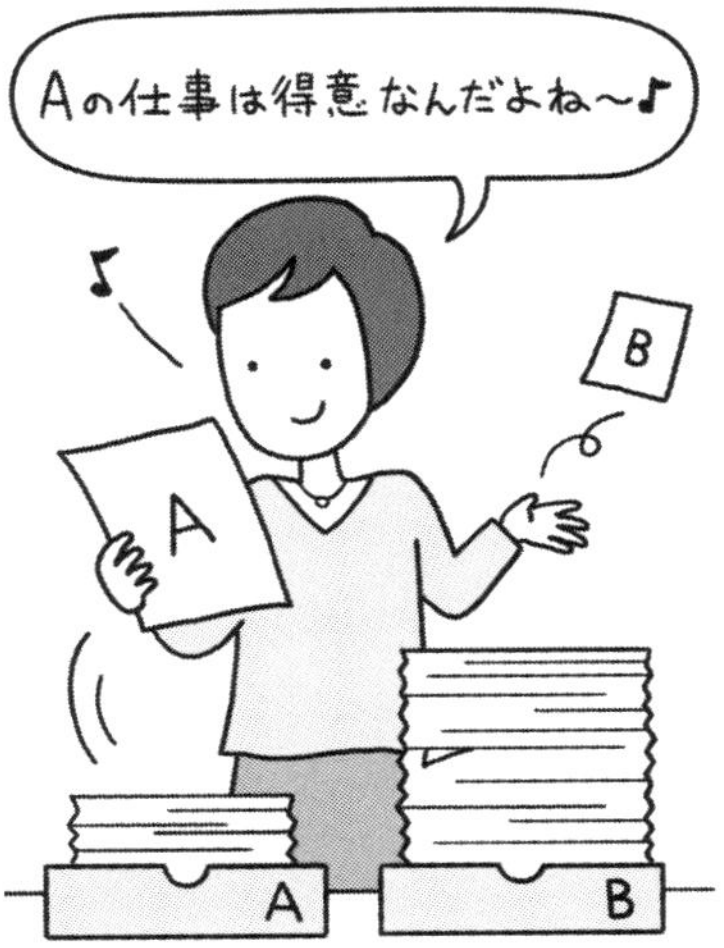

支えるための考え方

苦手な仕事に慣れてもらうために根気よく付き合う

ＡＳＤの人には特定の物事にこだわりがあり、マルチタスクがとても苦手という特性があります。その代わり、一つのことに集中して作業することが得意で、好きな分野に関しては、天才的な能力を発揮することもあります。しかし、一般の職場では、突発的な仕事が舞い込んだり、急に予定が変更になることもしばしばあります。

苦手な仕事を振る場合には、目標を細かく立てて、その都度、達成感を味わえるような工夫をするといいでしょう。がんばりたくて、無理を重ねている場合があるので、ストレスを溜め込まないように、話し合える環境を整えておくことも重要です。言葉よりも文字のほうが飲み込みやすいという場合には、メールなどで指示を出すとスムーズに意思疎通できます。

女性のASD
Case 5

過去の失敗体験をいつまでも引きずる

過去の失敗を急に思い出して落ち込むことはよくありますが、ＡＳＤの人の場合、突発的にトラウマ記憶を思い出して激しく落ち込んだり、泣き崩れたりする「フラッシュバック」を起こすことがあります。

周りからはこう見えている…

普通に話をしていたら急に泣き崩れて困った

過去にタイムスリップできると言い張る

昔のつらい記憶ばかりを一方的にしゃべってくる

↓

あのときの嫌な気持ちが鮮明に蘇ってきてどうしようもなかった

頭の中に過去の会話が再生されて声が聞こえ、その声と会話もできる

昔のことを思い出そうとすると、嫌でつらい記憶ばかりが思い浮かぶ

本人はこう考えている…

理解されない場合に生じやすい悩み

小さい頃から人よりうまくできないことが多く、ストレスを溜めている発達障害の人の中には、心の傷であるトラウマを抱える人がいます。このトラウマが普段の生活で急に蘇るフラッシュバックが起こると、感情のコントロールがきかなくなるほど泣いたり、激しく自己嫌悪に陥ることがあります。

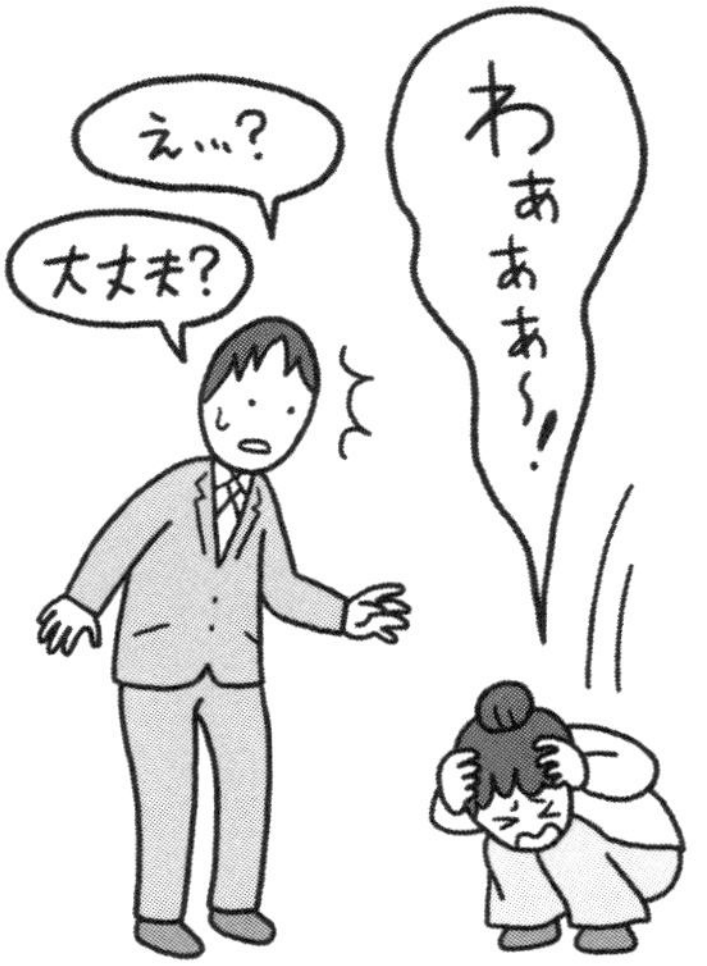

支えるための考え方

トラウマを思い出させない工夫を

フラッシュバックが起こる要因としては、「思い出さないようにする記憶コントロールの失敗」があります。過去のつらかった記憶を何度も思い出すたびに記憶が強化され、繰り返しているうちによけいに鮮明になり、深く記憶されてしまうようになります。あまりにも頻繁であったり、感情の落差が激しい場合には、医師の診断をあおぎ、薬を処方してもらうことも一つの方法です。

自己対処してもらう場合は、思い出さないようにする環境を整えることです。フラッシュバックが起きてしまったら、まずは本人を落ち着かせ、休憩させるなど、その環境から遠ざけます。周囲の対応としては、関連した記憶を引き出さないようにする、記憶のキーワードを口に出さないようにするなどがあります。

女性のADHD
Case 1

忘れ物が多い

ADHDの特性「注意欠如」が如実に現れるのが、忘れ物の多さです。短期記憶が保持されにくいなどの理由がある場合がありますが、集中力が続かない、目移りするという傾向も関連しているようです。

周りからはこう見えている…

- いったばかりの指示を何度も聞き返す
- スマホや財布など必須のものをよく忘れる
- 重要な会議などのセッティングを毎回間違える

本人はこう考えている…

- なぜか指示を何度聞いても頭に入ってこない
- 家を出るときに何度も確認していても、うっかり持ち忘れてしまう
- メモして準備に備えているはずなのに、必ずなにかを忘れてしまう

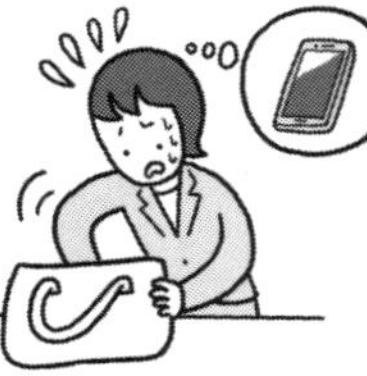

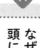

◎理解されない場合に生じやすい悩み

忘れ物は当人のうっかりミスであり、自分次第でどうにかなるという世間の認識があるため、周囲から呆れられたり、怒られる場面がどうしても増えてしまいます。何度も怒られ続けていると自分を深く責めるようになり、パニックになって冷静な対処ができなくなることもあります。

支えるための考え方

口頭だけで伝えるのではなくメモを活用する

ＡＤＨＤの人に多い短期記憶が保持されにくく忘れ物が多い、指示されたことをその場で忘れてしまうという特性は、本人のやる気だけでは改善することはできません。それぞれのケースに合った対処をとることが重要となります。例えば、指示したことを忘れないで実行してもらうためには、口頭だけで伝えるのではなく、コミュニケーションをとりながらメモしてもらう、メモを残すなど、視認できやすい方法がいいでしょう。

忘れ物を減らしてもらうためには、必需品チェックリストを周囲も一緒に作成し、心に余裕のあるうちに準備をする手助けをするなど、忘れないための手順を一緒に踏むと、だんだんと本人も慣れてきて、忘れ物を減らすことができるようになっていきます。

女性のＡＤＨＤの特性

「授業中に席を立つ」など、子どもの頃に出る特性からＡＤＨＤは男性に多いと考えられていました。最近では女性のＡＤＨＤについても研究が進み、男性ほど目立つ特性がないためにＡＤＨＤだと気づかれにくく、本人の性格だと思われているケースが多いことがわかり始めてきました。

ＡＤＨＤの特性には「不注意」「多動性」「衝動性」の3つがありますが、女性の場合は「多動性」と「衝動性」が強く現れにくいために、「不注意」が目立つことが多いようです。

子どもの頃に現れる「不注意」の特性は、忘れ物が多いなどが目立ち、自分でどんなに注意していても減りません。親や先生から叱られて劣等感を抱き、孤立するケースも見受けられます。

女性のADHD
Case 2

女子会が苦手

たくさんの人が同時に話し、話題がコロコロと変わるガールズトーク。
耳から入ってくる情報処理に
時間がかかってしまうＡＤＨＤの女性にとって
苦手な場であり、逃げ出したい気分に駆られることもあるようです。

周りからはこう見えている…

あの子だけいつもノリが悪い

急にマイナーな
趣味の話をし始めるなど、
空気が読めない

女性ならできるはずの
気遣いができない

↓

**毎回同じ話ばかりで
興味を持てず退屈**

**あまりにも
生産性のない話が続くので、
少しだけ知識を披露してみた**

**女なら料理を取り分けて当然、
という考え方に納得ができない**

本人はこう考えている…

理解されない場合に生じやすい悩み

なかなか「本音と建前」の使い分けができない発達障害の女性にとって、その場の空気を読みながら、当たりさわりのない会話を続けることは、苦手どころか苦痛とすら感じてしまう人もいるようです。本当は行きたくないけれど、仲間はずれが怖くて必死に参加して、その後体調を崩してしまうこともあります。

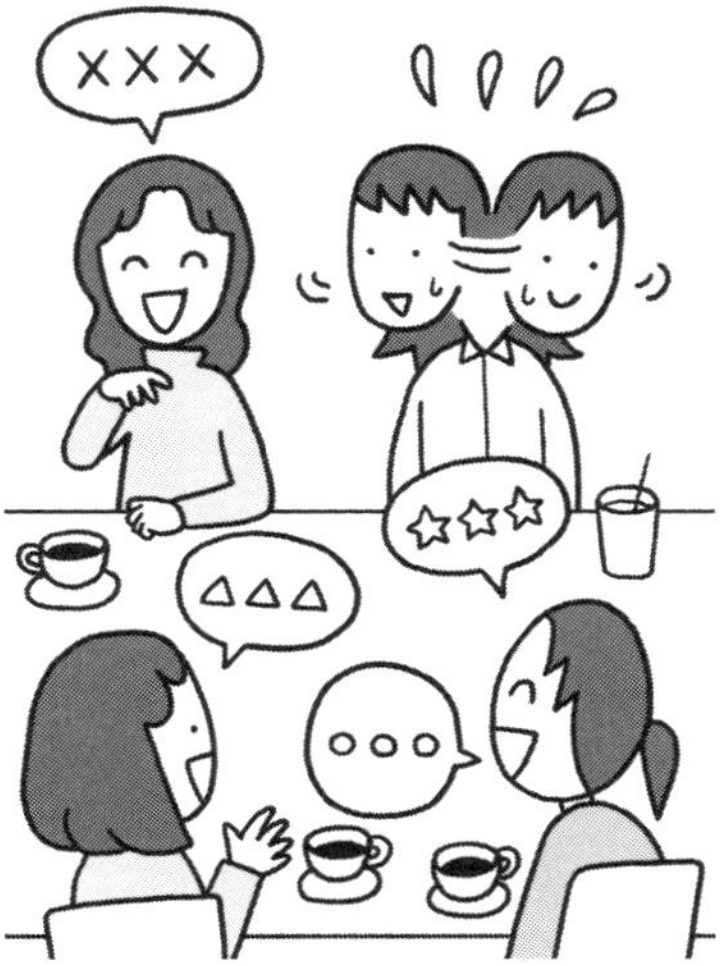

支えるための考え方

参加を断られても仲間はずれにしない

女性同士の会話は、基本的に結論ありきの「議論」を好む男性の会話と違い、相手の話にお互いに「共感」することを目的としています。あくまで共感を求めていて、結論を導いたり、話に白黒をつけたりすることは望んでいません。

ところが、発達障害を持つ女性は、共感することがあまり得意ではありません。どちらかというと男性のように話に結論を求めたり、論理的に考えるほうが得意な傾向があります。そのため、発達障害を持つ女性は、女子会の会話の流れについていけず、空気が読めないことを言ってしまいがちです。参加を断られても無理強いせず、会話が合わないつらさを思いやる気持ちを持ちたいところです。

女性のADHD
Case 3

失言してしまう

「私最近太っちゃって…」と言われて、「そうですね、大根みたいな足ですね」とつい失言してしまうのがADHDの「衝動性」による特性です。悪気なく発言してしまうため、周囲の怒りを買うこともよくあります。

周りからはこう見えている…

いつも人の悪口ばかりいっている	空気を読まない発言がよくある	上司にいいがかりをつけてよく怒られている

↓

大体、いってしまってから、悪口になっていたことに気づく…	調子に乗ってしゃべっていると、ついいいすぎてしまう	自分は正しいことをいっただけのに、なぜ怒られるんだろう

本人はこう考えている…

理解されない場合に生じやすい悩み

ＡＤＨＤの人は周囲から落ち着きがないように見えることがあります。ＡＤＨＤの特性の一つである「衝動性」によるもので、この特性が会話に現れると、ときに人を傷つけるような言葉を発してしまいます。自分としては悪気はまったくないのに、悪意のある悪口をいう人だと周囲から避けられ孤立することがあります。

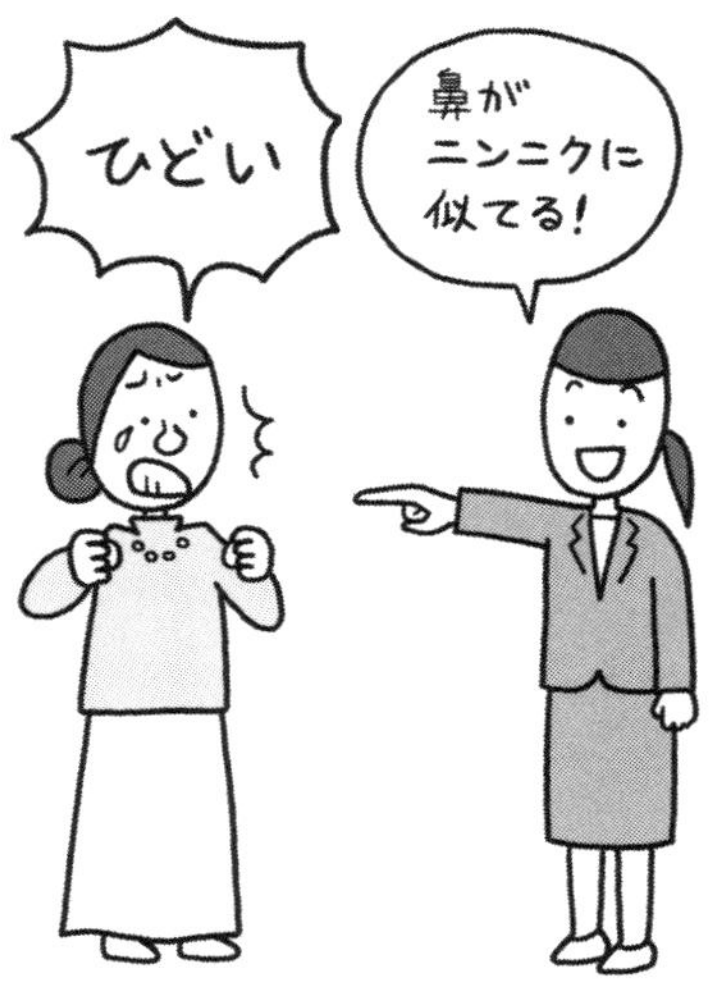

支えるための考え方

言葉の「間」をつくってもらうようにする

２つ以上のことを同時にこなすマルチタスクが苦手な人が多い発達障害の人は、話しながら相手の気持ちを推しはかり、その場で自分の意見を整理して話す、というような、一度にいろいろなことを考えて実行できないという一面があります。また、正しいと思ったことは譲れないという意識を持ちやすく、ＴＰＯに適さないことでも言い張ってしまうこともあります。

会議など発言が決まっている場合は、紙に要点を書き出したり、話の流れのシナリオをつくってもらうことで、失言をかなり防ぐことができるようになります。人の欠点をあげつらってしまうような失言は修正がきかないので、「そうですね」など、相槌を打つなどして、言葉の「間」をつくるアドバイスをしてみましょう。

女性のADHD
Case 4

朝起きられない

発達障害の特性の一つに、睡眠障害があります。
多くの人は地球の自転周期に合わせて体内時計を調整できますが、
発達障害の人はこの体内時計のリズムが乱れやすいため、
朝に弱い傾向がみられます。

周りからはこう見えている…

あの人、いつも遅刻してきて平気な顔をしている

午前中は機嫌が悪く、話しかけられない

お昼をすぎると大体居眠りをしている

本人はこう考えている…

朝起きられないのは、きっと一生治らないし！

あー、昨日の夜も深夜まで起きてしまった…後悔しかない

昼の眠気が異常すぎる、もしかして私、病気かも

理解されない場合に生じやすい悩み

発達障害の女性は、特性によって感覚過敏がある場合には、少しのことでも深く考えすぎたり、ささいなことでも不安でたまらなくなり、夜寝る前に考え出して眠れなくなってしまうこともあります。本人にとってもこの感情が負担となり、夜ふかしをして朝に起きられないループを作り出してしまいます。

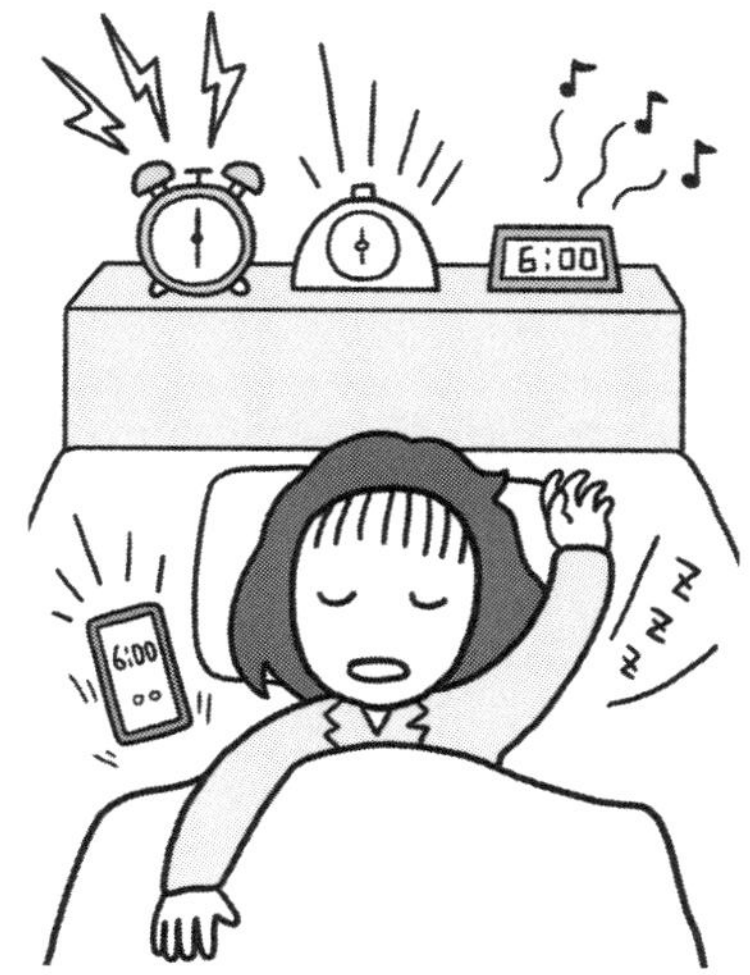

支えるための考え方

寝不足にならないための対策を一緒に考える

睡眠を十分にとっても、生活習慣に気をつけていてもなぜか朝に起きられないのは、感覚過敏だけではなく、発達障害の特性のうちの「不注意」「過集中」なども関係していると考えられます。ゲームをしていたら集中しすぎて朝になっていた、タイマーを3重にかけたら逆に安心して寝過ぎたなど、特性が複合的に絡み合うこともあります。

寝不足で遅刻を繰り返していれば、周囲にも迷惑が及んでしまいます。対策の一つとして、本人のスケジュール管理が苦手な特性を考えて、帰宅してからの過ごし方やタイムスケジュールを一緒に見直してあげたり、起床時にすぐカーテンを開けて太陽の光を浴びる、好きな音楽を聴くなどのアドバイスも、本人の意向を汲みながらするとよいでしょう。

女性の発達障害
共通の特性
Case 1

ケアレスミスが多い

小さなミス、うっかりミスは誰でも起こすものですが、発達障害を持つ人の場合、同じ箇所で何度もミスしたり、さまざまな場面でいろいろな凡ミスを起こしてしまうことが多々あります。

周りからはこう見えている…

同じところをいつも間違えているけど、やる気がないのかな	予定の時間を間違えることがしょっちゅうある	いろいろな仕事に手をつけるが、どれも中途半端
↓	↓	↓
毎回同じ工程のはずなのに、頭からすっぽ抜けてしまう	**時間に間に合うように書き留めてまでいるのに、その紙を忘れてしまう**	**仕事をしていると、次々と別のことが頭に浮かんできて気もそぞろになる**

本人はこう考えている…

理解されない場合に生じやすい悩み

自分の目前の物事や仕事だけに注意が向けられてしまい、少し前に起きたことや、やりかけた仕事を忘れてしまうのは、「注意欠如」の特性が関係しています。自分で気をつけて改善するものではないので、できない自分ばかりを責め、自己嫌悪に陥ってしまうことがよくあります。

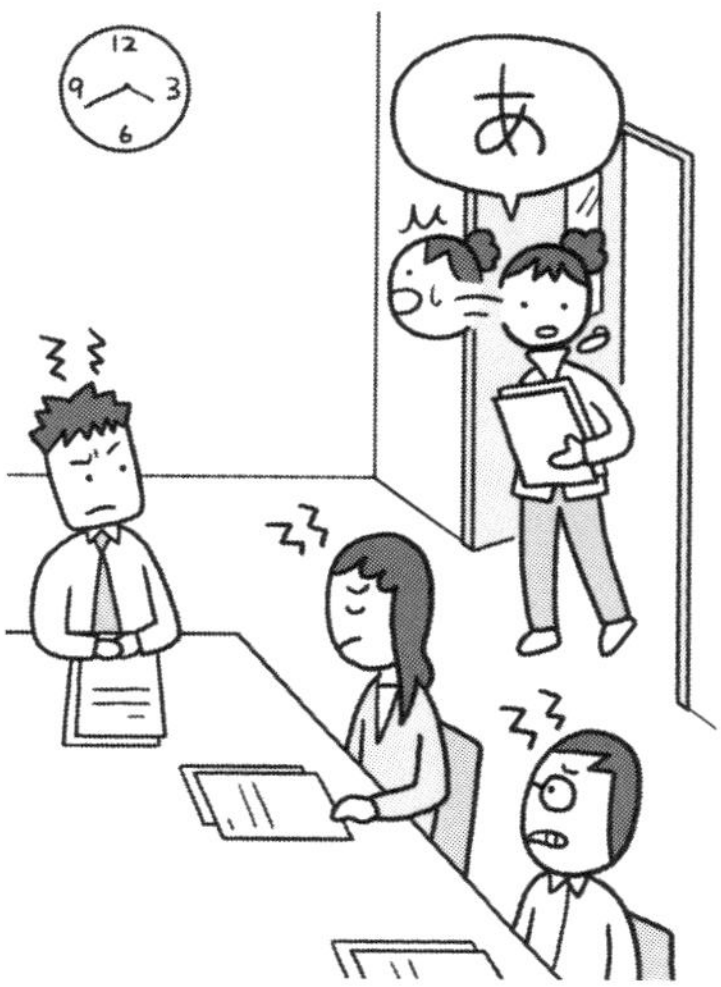

支えるための考え方

「どこでどうミスをしたか」のメモをつける習慣を

小さなミスとはいえ、頻発すると仕事のやり直しが発生したり、大きなミスが発生する原因になったりと、全体の迷惑につながることもあるケアレスミス。集中力が低下するとミスを誘発しやすいので、ミスをする当人が睡眠不足や長時間労働などで疲労していないかを確認し、日々の体調を整えることが重要です。

また、いろいろな作業を並行して行うマルチタスク状態に置かれると、ミスが出やすくなります。発達障害の人は、そもそもマルチタスクが苦手な傾向があるので、ミスの多い仕事のときには特に仕事に集中できる環境を整えましょう。繰り返す場合は、当人に、「どこでどうミスをしたか」をメモしてもらい、あとで見返すようにしてもらうことも効果があります。

女性の発達障害
共通の特性
Case 2

締め切りが守れない

学生のときは宿題にレポート提出、
社会人になると仕事の締め切りに公共料金の支払い期日、ゴミ出しの日など、
私たちは普段、「期日」に囲まれて生きていますが、
発達障害の人は期日を守れない特性を抱えています。

周りからはこう見えている…

締め切りを
自分で設定してもらったのに、
それすら守れない

期日がまだ後の仕事を、
期日が迫っている仕事より
先に仕上げてきた

納期をすぐに先延ばししてくる

↓

**まだ余裕があると思っていたら、
いつの間にか締め切りが過ぎていた**

**こっちの仕事のほうが
私に向いているみたい。
サクサクできた**

**納期を守らなくても
怒られなかったから、
今回も多分平気だ**

本人はこう考えている…

理解されない場合に生じやすい悩み

締め切りのある仕事を忘れてしまったり、物事の優先順位がつけられず、目の前のことばかりになって期日を過ぎてしまうなど、発達障害の人には、気をつけていても計画通りに進められないという特性があり、「仕事ができない」という周囲の評価を気に病み、体調を崩してしまうことがあります。

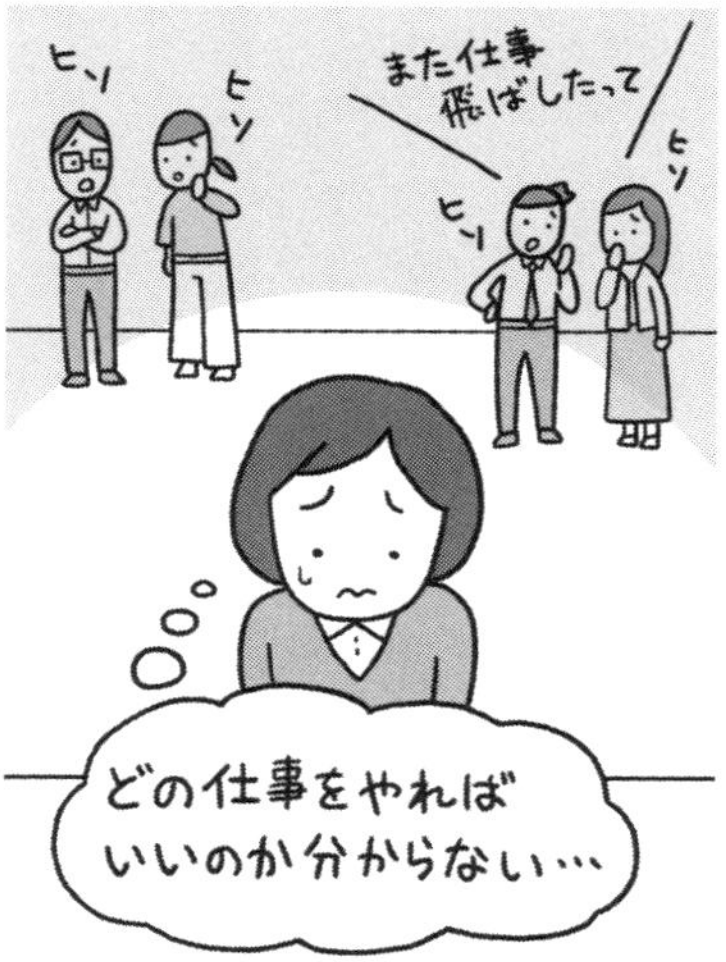
また仕事
飛ばしたって
ヒソ
ヒソ
ヒソ
ヒソ
どの仕事をやれば
いいのか分からない…

支えるための考え方

期日のための小さな締め切りをたくさん用意する

期日を守れないという特性は、ADHD、ASDの人それぞれに理由が異なります。ADHDの人の場合、先読みをしたり、見通しを立てることが得意ではなく、予定を見誤って締め切りを過ぎてしまうことが多いようです。また、優先順位をつけるのも苦手で、期日の差し迫った仕事を後回しにしてしまうこともあります。ASDの人は、こだわりが強く、細部にわたって完璧に仕上げたいという理想を追求しすぎて実務が追いつかず、締め切りを守れないということが見受けられます。

締め切りを守れるようになるためには、周囲の人も協力して、プロセスごとに小さな締め切りを設定し、こまめに進捗状況を確認しながら進めてもらう態勢を整えるようにするといいでしょう。

column 2

障害者手帳があると受けられる公的就労支援サービス

発達障害のある人が働く場合は、障害者手帳を取得し、
公的サービスを受けて働く選択肢があります。
発達障害の人が取得できるのは、知的障害を伴うASDの人のための「療育手帳」、知的障害を伴わない発達障害の人（ASD、ADHD、LDなど）のための
「精神障害者保健福祉手帳」の2つがあります。

■就労移行支援事業

【対象】 原則18歳以上65歳未満で、一般企業への就職を希望する障害者。
【内容】 履歴書の書き方、面接練習、職場体験、就職後相談などが受けられる。

■就労継続支援A型事業

【対象】 一般企業への就職が困難な18歳以上65歳未満の障害者。就労経験があるが現在は就労していない障害者。
【内容】 仕事の技術を身につけられる。契約を結ぶ事業所で実際に働いて給料を得ることができる。

■就労継続支援B型事業

【対象】 50歳に達している、もしくは障害基礎年金1級を持っている障害者。就労経験があるが身体・体力的に一般企業への就職が難しい、就労面での課題を抱える障害者。
【内容】 仕事の技術を身につけられる。自分に適した日数や時間で事業所で働き、工賃を得ることができる。

■就労定着支援事業

【対象】 就労移行支援事業や就労継続支援A型事業を経て、一般企業に就職して6カ月が経過したものの、課題が生じた障害者。
【内容】 専門スタッフに相談できたり、社会生活を送る際の指導などを3年間利用できる。

この他にも、ハローワークの就職相談や民間の障害者向け就職相談会などがあります。公的サービスについては、住んでいる自治体の障害課などに問い合わせると詳しい情報がわかります。

第4章 男性の発達障害の特性と、周囲が支えるためにできること

発達障害を持つ人やグレーゾーンの人は、周囲の人が当たり前にできることができないときの焦燥感や不安感が必要以上に大きくなってしまうことがあります。男性の場合は、周りとのギャップに悩み、つい乱暴な言動をとってしまうこともあります。周囲は、男なんだからできて当たり前、普通なら…という思い込みに気づき、押し付けない配慮が必要となります。

男性のASD
Case 1

話し始めると止まらない

ASDの人には、「昨日の夕飯は何を食べた？」と聞かれて、夕飯のメニューだけでなく、一緒に誰と食べて、なんのテレビを観て何時に寝た、と要点をまとめられず、とめどもなく話してしまう特性があります。

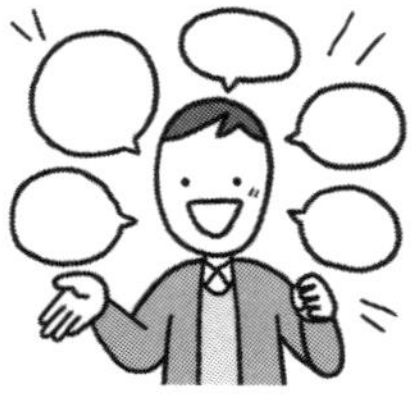

周りからはこう見えている…

仕事中なのに自分の話を始めると止まらない
↓
この楽しい話をぜひ全部詳しく話してあげたい

話が長いので露骨に嫌な表情をしたのに、気づかない
↓
この話のあと、次はなにをしゃべろうかな

興味がない話のときは、一言もしゃべろうとしない
↓
みんながしゃべっていることが全然頭に入ってこない

本人はこう考えている…

◎理解されない場合に生じやすい悩み

発達障害を持つ人の場合、過去にコミュニケーションのすれ違いや摩擦を経験していることがあり、他人に自分の話がうまく伝わるか不安を持っています。そのため、元の内容に説明を重ね、いろいろな角度から話を「肉付け」しようとがんばってしまい、疲れるまで話し込んでしまうことも見受けられます。

支えるための考え方

長話を終わらせるには具体的な言葉で伝える

自分の興味に対してこだわりが強く、自分のルールを徹底したいという特性があるＡＳＤの人は、人の話を聞かずに、自分の話を延々としゃべり続ける傾向があります。

彼らは、相手の表情や雰囲気、言葉の裏側を読み取ることが苦手です。時計をこれみよがしにチラチラ見たり、「今日は仕事が溜まっているんだよなー」というような回りくどい言葉を投げかけても、こちらの「話を終わりにしたい」という気持ちは伝わりません。

話を終わらせたいときは婉曲な表現を使わず、「上司が怒るから仕事に戻ろう」「○時から予定があるから、そろそろ話を切り上げましょう」など と具体的な言葉を使って丁寧に伝えるといいでしょう。

男性のＡＳＤの特性

ＡＳＤを持つ男性は、女性に比べて対人コミュニケーションが苦手な傾向があり、一つのことに徹底的にこだわる特性が見られやすいといわれます。まだはっきりとわかっているわけではありませんが、ＡＳＤの診断に関しては、小児の場合、女子に比べると男子は4倍という研究があります。

ＡＳＤの人には「社会性の欠如」「興味・活動の限定」「コミュニケーション障害」の3つの特性があります。自分の世界に閉じこもりがちで、人の表情を読み取ることが苦手、一定の物事に対する強いこだわりから、「自分勝手な人」「わがままな人」と思われてしまうことがあり、友人関係、信頼関係を築きにくいという悩みを持っている人が多く見られます。

男性のASD
Case 2

冗談に本気で怒る

ASDの人は、コミュニケーションの特性から、思ったことをそのまま口に出してしまうことがあります。人の発言に対しては、文字通りそのままの意味に捉えてしまい、冗談、比喩、あいまいな話がうまく飲み込めません。

周りからはこう見えている…

「この仕事なる早で」の意味が伝わらず、結局仕事を進めていなかった

「彼はガラスの心臓だね」という話を真に受け、彼に診察を勧めたらしい

思わず「君は悪魔的だな！」といったら、悪魔の話を延々とされた

↓

本人はこう考えている…

「なる早」とはどのくらい急げばいいのかわからない

心臓にガラスが刺さっている彼のことが心配だ

課長が悪魔に興味があるとは知らなかった。僕と同じ趣味でうれしかった

理解されない場合に生じやすい悩み

冗談が通じないことに加え、社会人が身につけていなければならない社交辞令やお世辞、婉曲な表現などもとっさには理解できません。うまく返せない、もしくはとんちんかんな返答をしてしまいます。指摘されると次の日会社を休んでしまうほど発言を後悔して深く恥じ入ることがあります。

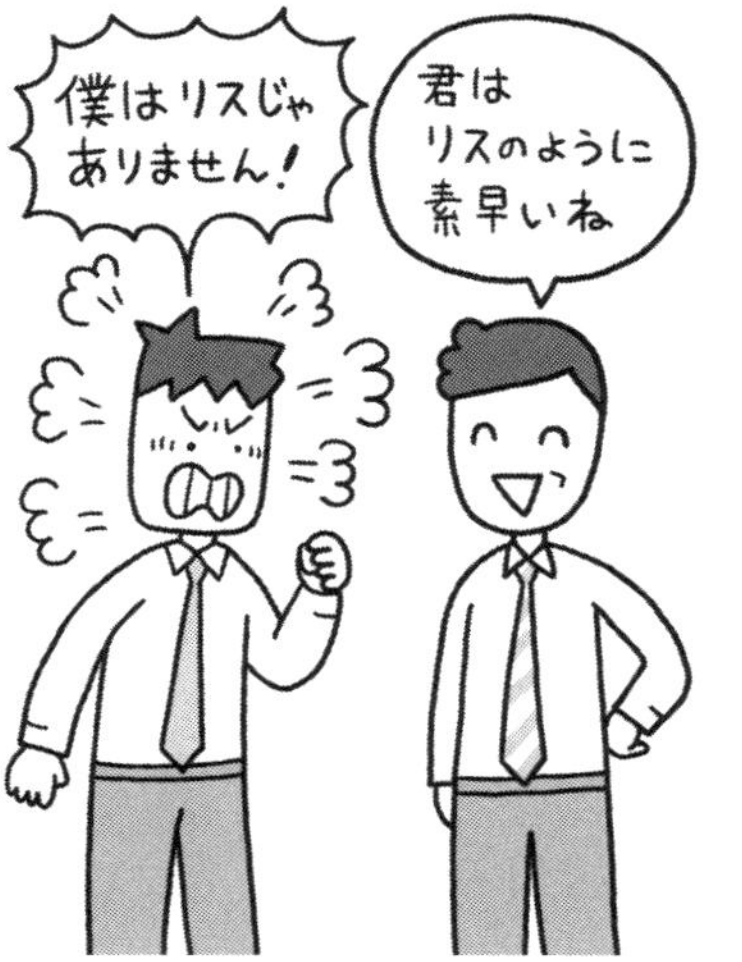
君は
リスのように
素早いね
僕はリスじゃ
ありません！

支えるための考え方

なるべく話をシンプルに、本題だけにする

仕事仲間や他の人と心の距離を詰めるためには、楽しい会話を交わし、親交を深めることが必要です。ときにはジョークを飛ばしたり、相手をからかってみたりと、言葉のキャッチボールをすることで、お互いを理解していきます。ASDの人の場合、言葉を字面《じづら》通《どお》りにしか受け取れないことが多く、せっかく親交を深めようと言った冗談が理解できずに何度も意味をたずねてしまったり、からかいに本気で怒ってしまったりと、友好的な雰囲気を壊してしまいがちです。

本人としては、会話についていこうと一生懸命になっていることが多いので、こうした場合は長い目で見て、お互いに慣れていきましょう。冗談をいう場合は解説付きで、からかうことはせず、シンプルに本題だけを話すように心がけます。

男性のASD
Case 3

自分のルールを押し付ける

自分だけのやり方やルールを持っていることが多いＡＳＤの男性は、周囲に影響されずに行動することができ、仕事のパフォーマンスを上げることもありますが、自分なりのこだわりを周囲に押し付けることがあります。

周りからはこう見えている…

うちの部長、毎朝のように朝礼でお経を唱えるのやめてくれないかな…	会社から外に出るときに、必ず右足から歩き出せと強要される	カバンは◯◯、靴は◯◯のブランド以外はダメだと説教する
↓	↓	↓
お経はありがたいものだから、特別に部下にも聞かせてあげている	歩くときというのは、必ず右足から歩き出さないといけないんだ	みんな、いいブランドの製品のすごさというものを知らなすぎる

本人はこう考えている…

理解されない場合に生じやすい悩み

自分のルールはよいことであり、ぜひ伝えてあげたいという気持ちで周囲に押し付けてしまいがちなASDの男性は、それが周囲にとって迷惑なことであり、ストレスを感じさせていることにまったく気づいていません。気がつくと周囲からは家族や友人がいなくなり、孤独に陥ってしまうケースも見られます。

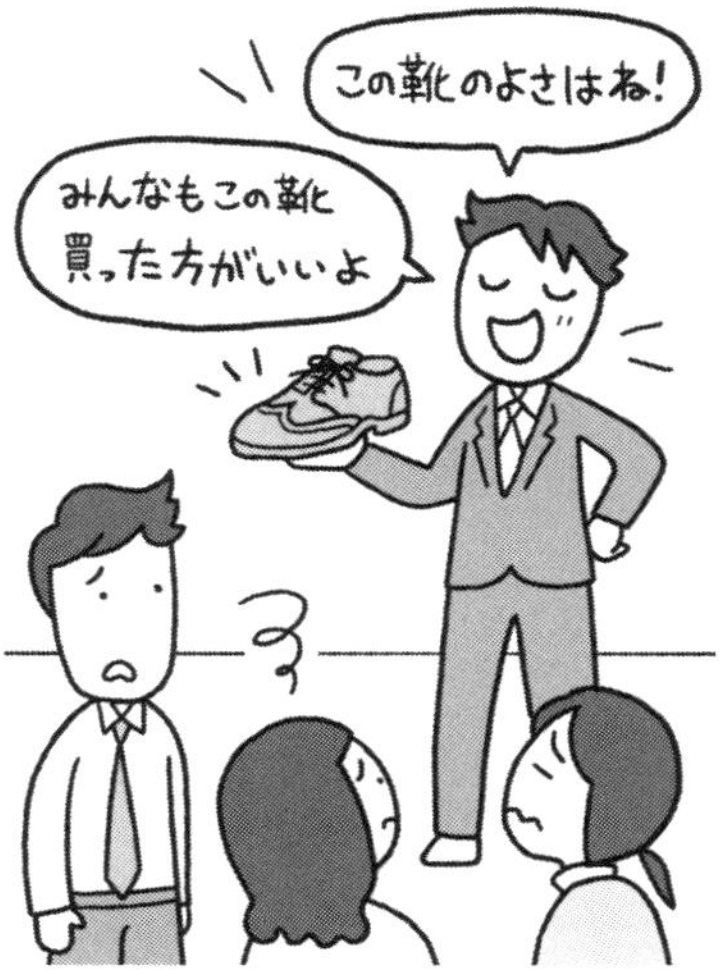
この靴のよさはね！
みんなもこの靴
買った方がいいよ

支えるための考え方

受け流す、距離をとることで強要を緩和する

コミュニケーションを図ることが苦手で、興味の幅が狭く深い傾向があるASDの男性。自分にとっての価値観のすべてである「マイルール」は、誰にとっても大事なことであると誤認することが多く、また、相手がどう思うかを気にせず押し付けることが多々あります。しかもそのルールは、「米は必ず主菜を食べた後に口に入れる」「ベッドに入る前には必ず瞑想をする」など、他人にとってはどうでもいいことである場合も多く、押し付けられる方はストレスを強く感じてしまいます。

マイルールは正しいと信じきっているため、押し付けられた場合は、なるべく距離をとって受け流すようにしてみましょう。あまりに理不尽なことに対しては、相手を立てつつも、冷静に反論することも大事です。

男性のASD
Case 4

こだわりすぎて仕事が遅い

ＡＳＤの人が陥りやすい思考の一つに「シングルタスク思考」があります。
一つの仕事を完璧に仕上げないと
次の仕事にはとりかかれないという考え方で、
マルチタスクに物事をこなすことが難しい面があります。

周りからはこう見えている…

あの人、1週間ずっと同じ仕事を続けてる	仕事の進捗をたずねたら、なぜか怒られた	社員全員参加の重要な会議なのに「仕事があります」と出席しなかった
↓	↓	↓
この仕事は絶対に完璧にこなさなくちゃ	**人が集中しているときになんで話しかけるかなあ！**	**自分が今任されている仕事以上に大事なことなんてない**

本人はこう考えている…

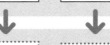

理解されない場合に生じやすい悩み

入社して仕事を任せられるようになると、責任を感じると同時に「自分の仕事は自分の思った通りにやりたい」という考えを持つようになることがあります。周囲と連携しなくてはいけないことも、自分一人で抱え込んでしまい、結果として周囲を巻き込んでトラブルになってしまうこともあります。

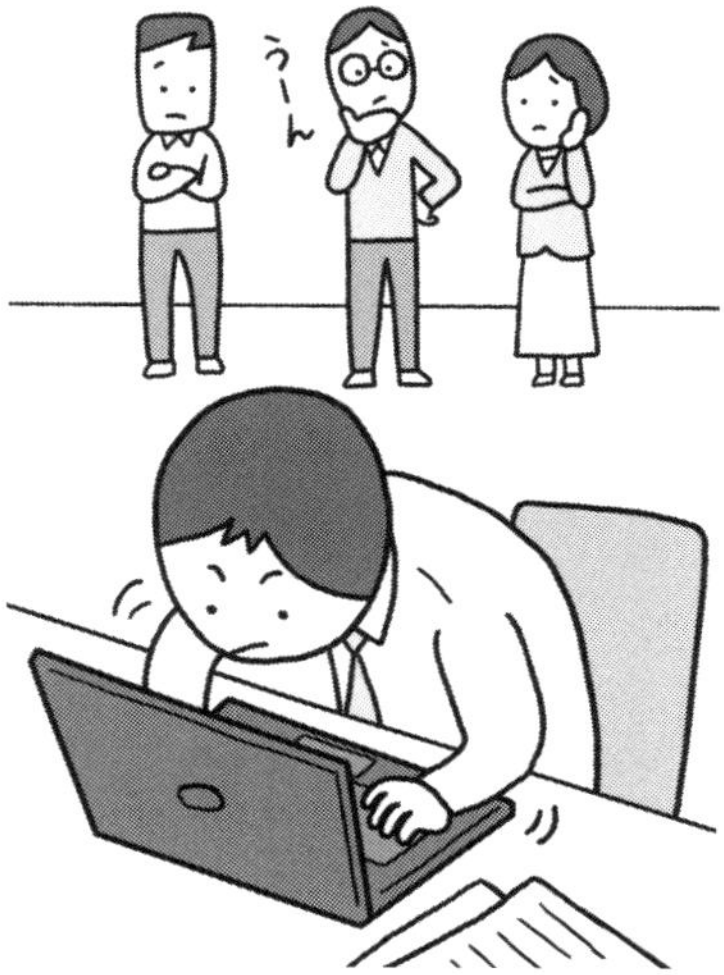

支えるための考え方

仕事のタスクを「見える化」する

仕事にこだわりがあるという特性は、マイナスばかりではありません。じっくり一つのことに取り組める環境、仕事であれば、ASDの特性を活かせる場合も多々あります。また、ASDの人はテストはいつも満点など、学生時代に優秀だった人も多く見られます。ただ、オフィスワークの多くは、周囲と連携をしながら、仕事に優先順位をつけてこなしていかなくてはうまく回りません。

仕事に集中してもらいながら優先順位をつけてもらうためには、周囲も協力して、それぞれの仕事のタスクを文字に起こして視認できるようにします。新しい仕事が入ってくるたびに視認化をして内容を確認してもらい、ゲームのようにタスクをクリアしてもらうようにすると、効率的に取り組めるようになります。

男性のASD
Case 5

感覚過敏で周囲に合わせられない

発達障害の人は、感覚が非常に敏感な場合があり、聴覚、視覚、触覚、嗅覚、味覚それぞれに、もしくは複数により苦痛や混乱が生じます。
また、逆に感覚が鈍い、感覚鈍麻の特性が現れることもあります。

周りからはこう見えている…

ただの電話なのに、「うるさい！」と部屋を飛び出した	複数でしゃべっていると、よく質問を無視される	蛍光灯がまぶしいといって、室内でサングラスをかけている
↓	↓	↓
電話の音だけが頭に響いて、いてもたってもいられなくなる	**大勢がしゃべっていると、誰がなにをいっているのかわからなくなる**	**蛍光灯のチラつきがストレスで、目がすごく疲れる**

本人はこう考えている…

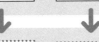

理解されない場合に生じやすい悩み

赤ちゃんの泣き声や香水の強い匂いなど、ASDの人にとって苦手な感覚は、たいてい周囲の人にとってはなんともないものである場合が多く、なかなか理解されません。体調が悪くなることを説明をしても通じないことも多く、「変な人」というレッテルを貼られてしまうこともあります。

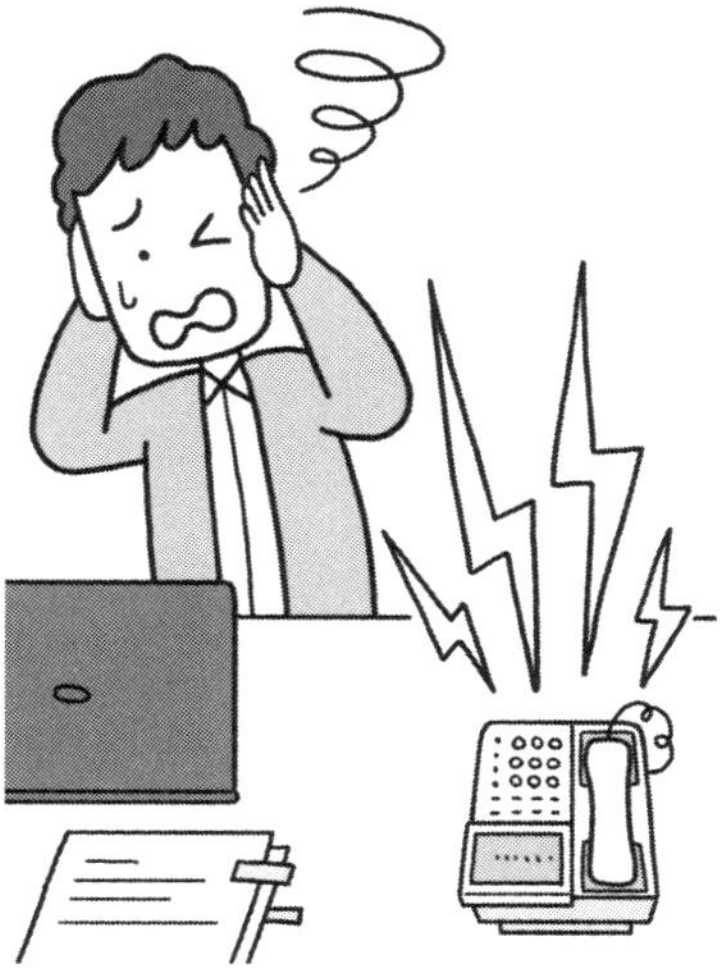

支えるための考え方

まずは悩み事に真摯に耳を傾ける

本人にとっては、体調が悪くなるほど強い苦痛となって襲ってくる外からの刺激は、仕事をするうえで死活問題になります。しかも、それが「女性の甲高い声」や「他人のシャンプーや洗濯柔軟剤の匂い」など、周囲の人からは理解を得られそうにない刺激の場合、改善を求めることが難しく、一人で悩んでしまうことも多々あります。

ASDの人からこういった相談を受けたときには、「普通はそんなことはない」という思い込みをなくし、まずは悩み事に耳を傾けてください。音に対する感覚過敏がある場合には、イヤーマフやヘッドフォンの着用を認めたり、蛍光灯の光が苦手な場合にはサングラス着用を認めるなど、苦痛をやわらげる方法を一緒に考える姿勢が必要となります。

男性のASD
Case 6

臨機応変に対応できない

ASDの人のこだわりの強さは、
裏を返すと「変化を嫌う」「ルーティン保持」という特性からきているといえます。
自分の行動の順番が決まっていることに安心し、
それを変更することに強い不安を感じます。

周りからはこう見えている…

急な仕事をお願いしたら全力で断られた

作業の順番が変わったことに怒っていた

電車の遅延に遭い、駅員に食ってかかっていた

本人はこう考えている…

今やっている仕事を中断するなんてとんでもない

同じ手順で作業しないと、不安で仕方なくなる

毎日同じ時間に正確に動いてもらわないと困る

理解されない場合に生じやすい悩み

ある程度の仕事のキャリアがあるASDの人であれば、急な変更や予定が変わることはよくあることだと頭ではわかっています。しかし、自分で決めた通りの行動を乱すことは不安感につながり、どうしても受け入れられないのです。ときには周囲に怒りをぶつけてしまうこともあります。

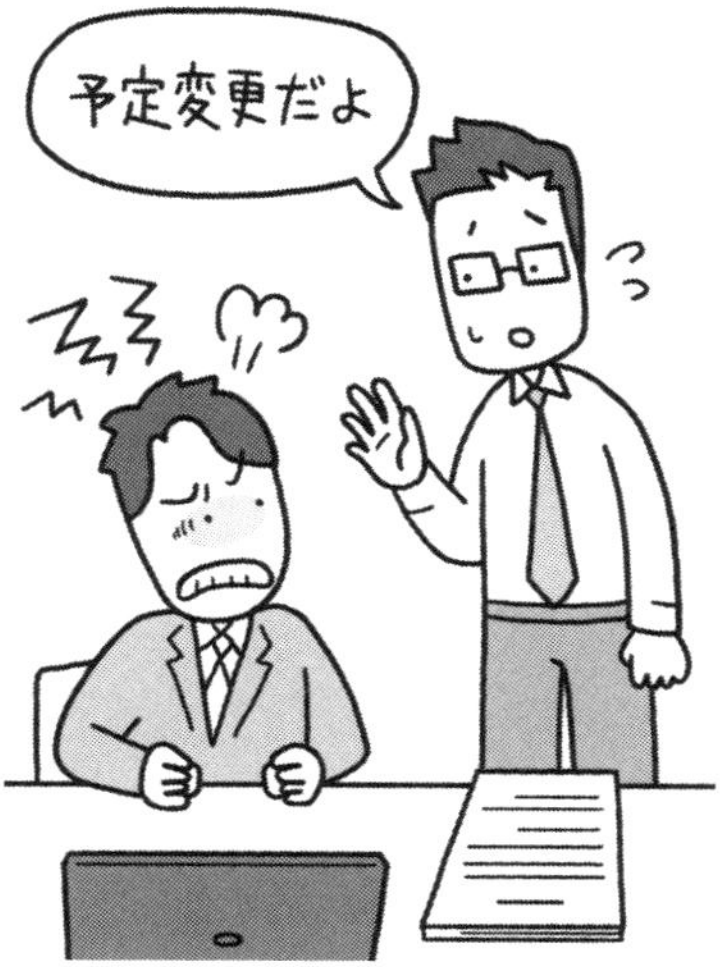

支えるための考え方

なるべく事前に変更を伝えるようにする

社会に出て仕事をしていれば、変更や変化が起こるのは当たり前といえます。ときには会社の経営方針が変わって、会社の体制そのものが一新することも考えられます。しかし、ルーティンワークを好み、変化を苦手とするASDの人には、急な変更をすぐに受け入れることができません。

周囲の人は、なるべく突然の宣告にならないように、変更の前日などから通知をして、変更を受け入れてもらえるように、できる範囲で工夫をしてみましょう。変化の多い職場の場合、仕事の優先順位のつけ方などについて、定期的に話し合いを設けることも効果的です。予定変更で起こりうるトラブル、苦労についても細かく打ち合わせをし、当人が変化の幅を小さいと感じられるように話をしてみましょう。

男性のADHD
Case 1

優先順位がつけられない

ADHDの人は、注意を一つの物事に向け続ける、つまり集中し続けることが難しい場合があります。あれもこれもと手を出して、どの仕事を優先すべきか、わからなくなってしまうのです。

周りからはこう見えている…

- 仕事を大量に抱え込んでいて、すべて中途半端に手をつけている
- 重要な書類を期限内に仕上げられなくてひどく怒られていた
- ミーティングなど、約束をすっぽかす常連だ

↓

本人はこう考えている…

- どの仕事も重要に見えるから、どれをやっていいのかわからない
- この書類がそんなに重要だったなんて、怒られて気づいた
- 約束があるって教えてくれれば必ず顔を出したのに

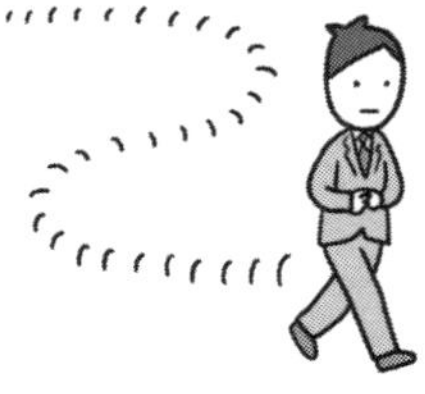

◎理解されない場合に生じやすい悩み

多動性や衝動性を持つADHDの人は、目の前にきた仕事に手をつけては別の仕事に移る、ということを繰り返しがちです。優先順位をつけられず、仕事を先延ばしにしたまま放置するということもあり、周囲の信頼を損ないがちで、自己不全感や疎外感に悩まされていることがあります。

支えるための考え方

仕事の進捗状況を細かく聞き取る

どうしても気持ちがのらない仕事に集中できない、じっとしていられず社内を歩きまわってしまうなど、真面目ではないと受け取られがちなADHDの特性ですが、一方で、大事なときには高い集中力を発揮して成果が認められたり、多動の一面が「積極性がある、発想力がすごい」と評価されることがあります。

しかし、不真面目と思われ、周囲にそのように扱われると暴言を吐いたりすることもあり、どんな場面でも職場でも、うまくハマるわけではありません。周囲は、多動性や衝動性を理解するように心がけ、本人がなにに一番悩んでいるかを聞き取るような場を設けることも有効です。仕事の進捗状況についても細かく確認をとり、できたことを肯定的に評価することで行動の是正を促します。

男性のADHDの特性

ADHDの特性には「多動性」「衝動性」「不注意」がありますが、男性のADHDは、特に多動性や衝動性が現れる傾向があります。

この特性は基本的に子どもの頃から変わらないので、例えば小学生のときにじっと座っていられず、授業中でも歩き回ってしまうとか、危険だとわからず車道に走り出していってしまうなどの行動を起こしていることがあります。

社会人になれば衝動的な行動などは軽減することがほとんどですが、会議中に急に飲み物を取りに行ったり、人の話をさえぎってまで自分の話ばかりするなど、同僚や上司を困らせる行動を知らずにとっていることがあります。信頼関係が築けず、仕事が続かないといったケースも見受けられます。

男性のADHD
Case 2

机の上を片付けられない

気が散りやすく、物事を先延ばしにする傾向があり、集中力を持続させることが苦手なＡＤＨＤの人は、机の上だけでなく、自分の部屋などの片付けも不得意であるケースが多く見受けられます。

周りからはこう見えている…

机の上は数年前からの書類が山になっている	汚い机の上には、なぜか片方だけの靴下など用途不明のものがある	デスクの引き出しに物が詰め込まれすぎていて、もはや開かない
↓	↓	↓
もしかしたらあとで使う書類があるかもしれないから捨てられない	なんで靴下があるのか、自分でもまったくわからない	そんなに物をしまった覚えはないのに…故障じゃないだろうか

本人はこう考えている…

理解されない場合に生じやすい悩み

机や部屋が散らかっているのは自分でも嫌なのに、どうしても片付けられないのは、怠け癖があるからではなく、ADHDの特性によるものだからです。しかし、当人は常に汚いことに悩んでおり、さらにいつも探し物をしているために疲弊し、イライラして人に当たることもあります。

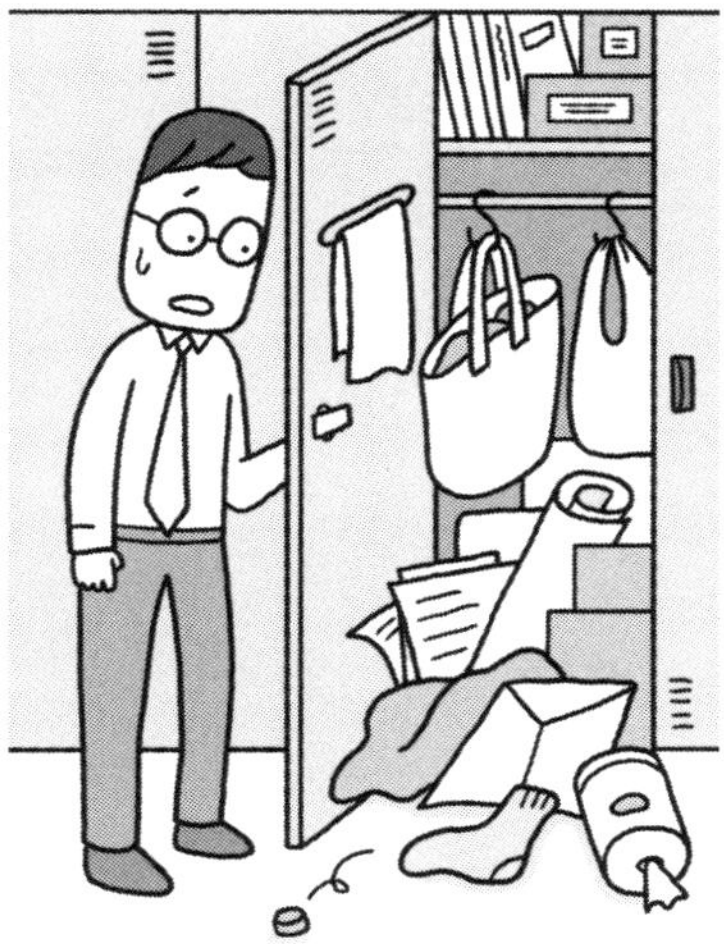

支えるための考え方

少しでも片付けたら全力で褒める

机の上はいつも物でいっぱい、業務に関係のないものまで散乱しているとなれば、周囲の人はどうしても見た目から「だらしない」「ずぼら」という印象を持ち、信頼できない人というレッテルを貼ってしまいがちです。本人も、物がうず高く積まれた机から、必要なものを探し出すのに時間がかかり、人に迷惑ばかりをかけていると自分に自信がなくなっていることも少なくありません。

片付けられないのは、忘れてしまったり、片付けの途中で他のことをやり始めてしまったりというADHDの注意力散漫な特性が関わっているからです。片付けのメソッドはたくさんありますが、本人が片付けを少しでも行ったら手放しで褒めて、達成感を味わってもらい、次につなげていくサポートが大切です。

男性のADHD
Case 3

ルーティンワークができない

朝起きたら顔を洗い、朝食を食べ、歯を磨いて出かける準備をする。朝のルーティンは無意識にこなす場合が多いですが、ADHDの人の場合、こうした生活のルーティンにもやる気が出ず、ストレスを感じることがあります。

周りからはこう見えている…

日報を提出したところを見たことがない	簡単で単調な仕事はやらないが、目新しい仕事には飛びつく	定期的な業務なのに、こなすまでに数時間もかけている
↓	↓	↓
自分の行動を見直すなんてモチベーションが上がらない	**新しい仕事のほうが楽しいしやりがいがある**	**同じことの繰り返しはひどく疲れる…**

本人はこう考えている…

理解されない場合に生じやすい悩み

どんなに簡単な仕事でも、単調で繰り返しの作業を求められるルーティンワークは、ADHDの人にとって、強い疲労感を感じる苦手な作業である場合が多いのです。「簡単なのになぜできないの？」といわれるたびに落ち込み、「社会人失格」と自分を責めたり、中にはうつ状態になってしまう人もいます。

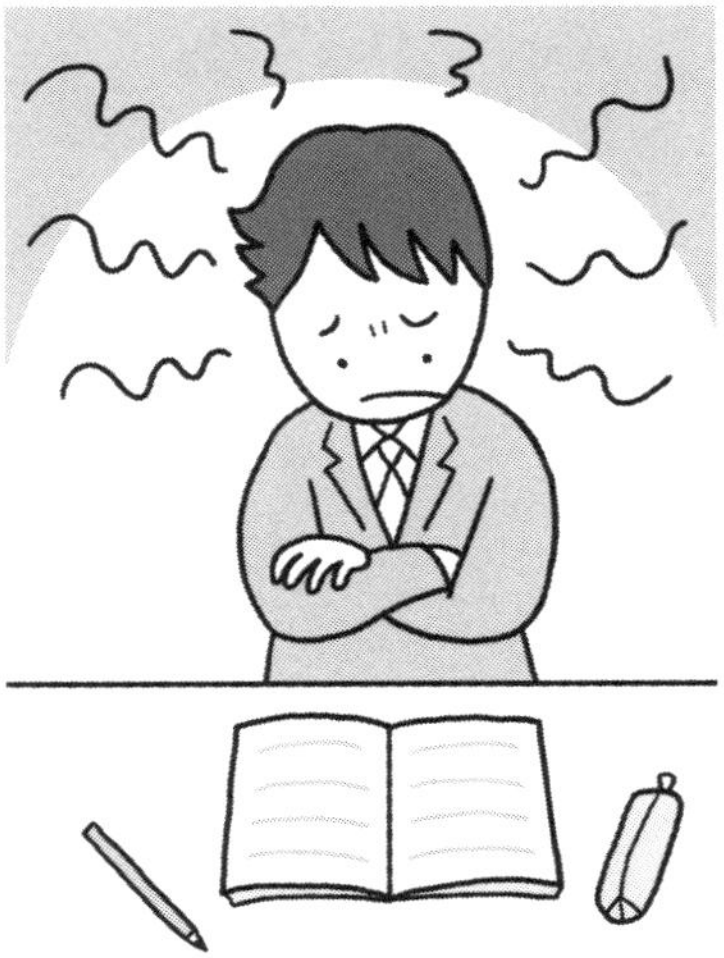

支えるための考え方

苦手な作業を聞き取り、積極的に手助けする

一人暮らしをするADHDの人の場合、毎日同じことを繰り返す家事が苦手な場合が多く、また片付けられないという特性もあり、持ち物を探しまわって遅刻してしまったり、洗濯物を溜め込んで着るものがなく、出かける直前になって途方に暮れるなど、生活自体のルーティンが破綻している場合もよくあります。

ADHDの人が定型的な業務に気がのらないように見えるときには、本人と一緒にその業務に対する手順や作業内容を細かく区切り、仕事の「見える化」を図ってみてください。最も苦手だという作業は、場合によって手助けをすることも有用でしょう。苦手な作業はストレスを溜めやすいので、昼休みは一人にしておくなど、本人がゆっくり休める時間をとることも大切です。

男性のADHD
Case 4

金銭管理が苦手

お金を使い出すと止まらない、「推し」に際限なくお金を使ってしまうなど、ADHDの人はお金をあるだけ使ってしまう傾向があります。これはADHDの特性の一つである衝動性が関連していると考えられます。

周りからはこう見えている…

会社から渡された仮払金を使い込んでいた	仕事が終わると毎日パチンコに行っているらしい	給料日前は昼食をとらず、水しか飲んでいない
↓	↓	↓
手元に現金があったからつい使ってしまった	10万円勝ってから、すっかりハマってしまった	いつも給料日までお金が残らないんだよな

本人はこう考えている…

理解されない場合に生じやすい悩み

衝動性があり、計画することが苦手なADHDの人は、お金の管理ができず、使いたいときにお金を使ってしまいます。また、射幸心をくすぐられるギャンブルにハマる人が多く、買い物依存症になってしまう人もいます。日頃のストレスを発散するために浪費をしてしまうこともあるようです。

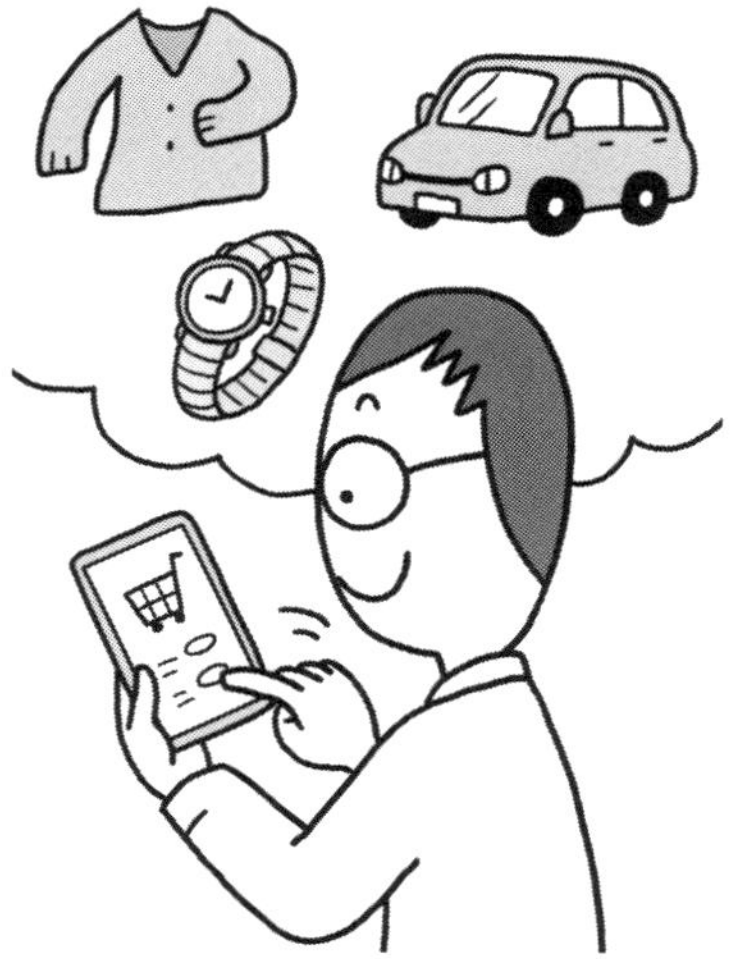

支えるための考え方

お金を使わないですむ方法を一緒に考える

ADHDの人は将来のことを考えて貯金をするといった計画性がない場合が多く、それよりも「今欲しい物を買いたい」という思いが抑え難く湧き上がり、目先の欲に負けてついお金を使いすぎてしまうことがあるようです。会社から一時支給された仮払金や友人から借りたお金も、現金と見るや使ってしまい、問題になることがあります。また、細かい作業が苦手ということもあり、会社への経費精算などを長期間放ったらかして、トラブルになることもあります。

会社のお金であれば、周囲が使い道や管理を積極的にサポートしましょう。本人が始終金欠ぎみで、仕事にも支障が出るようなときは、クレジットカードを止めてみる、電子マネーの使用上限を下げるなどアドバイスをしてみましょう。

男性の発達障害
共通の特性
Case 1

同時に2つ以上のことができない

会議で話し合いをしながら同時に議事録をとる、電話応対しながらその内容をメモする、といった2つ以上のことを同時にこなすことを「マルチタスク」と呼びますが、発達障害を持つ人には苦手である場合が多いようです。

周りからはこう見えている…

電話応対してくれたのはいいが、誰宛だか聞いていなかった

「これをやった後にこれをやってね」と伝えたらフリーズしてしまった

昼食を一緒に食べていたら、食べかけのまま いなくなった

↓

話しながらメモをすることがどうしてもできない

指示が多すぎて、結局なにをやったらいいのかわからなくなった

食べている途中に話しかけられると、どちらもできなくなる

本人はこう考えている…

理解されない場合に生じやすい悩み

自分の仕事を進めながら人と会話することができない、仕事中にスマホが鳴るとスマホばかりに集中してしまう、仕事場にラジオがかかっているとラジオばかり聞いて仕事にならない…など、なにかをしながら他のことをする、ということが苦手なため、困りごとは多岐にわたります。

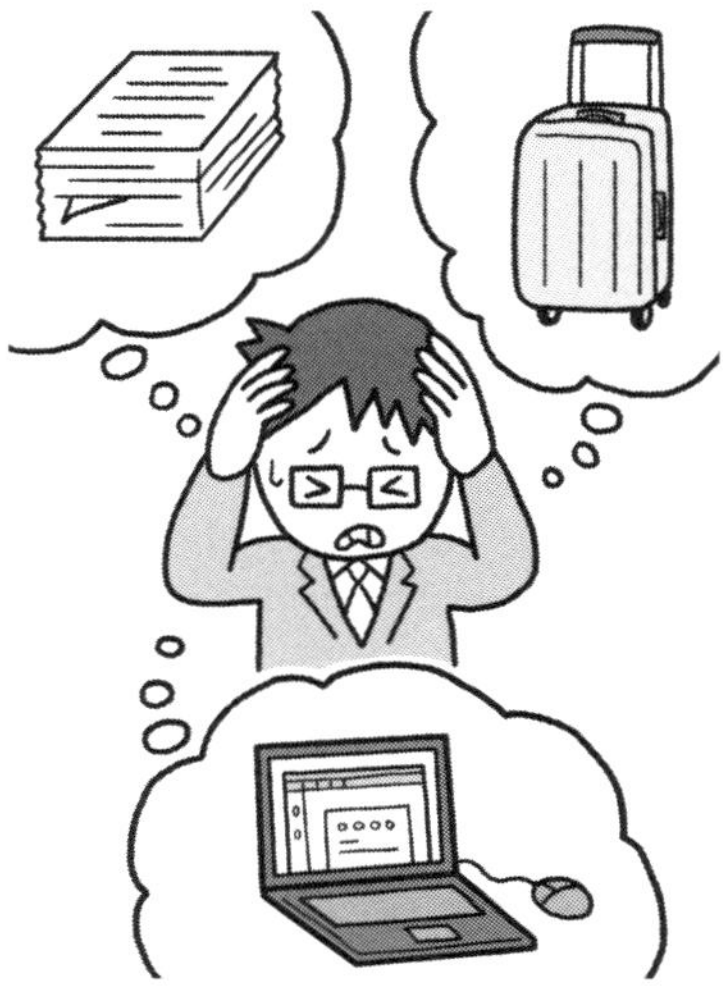

支えるための考え方

一つずつ作業を分けて仕事を頼むようにする

仕事をしていれば、いくつかの業務を同時にこなさなければならないことも十分あり得ます。発達障害の人の場合、仕事が重なってくると「必ず同時に進めなければならない」と気負ってしまい、かえってなにもできなくなる状態に陥ることがあります。もしくは「とにかく一つを終わらせよう」という思考になり、優先順位の低い仕事を進めてしまうケースも出てきます。

周囲の人が仕事を頼むときには「○○を来週木曜日の○時までに終わらせてほしい」と細かくスケジュールを切って、一つずつ伝えるようにしましょう。そして、進捗状況を1日1回は報告してもらうようにすること。仕事を進めてもらう際は、仕事ごとにスケジュール帳をつくり、やるべきことをすべて書き出してもらいましょう。

column 3

「障害者雇用促進法」に注目する

2016年から施行されている「障害者雇用促進法」により、
企業側は助成金を交付してもらい、
障害者を積極的に雇用することを義務付けられるようになりました。
障害者手帳を取得していなくても「高次脳機能障害者（主に脳の損傷が原因の障害者）、発達障害者なども対象者となる」と定められており、
今後も発達障害の人の就労環境は改善していくとみられています。

障害者を雇い入れた場合

■特定就職困難者コース

ハローワーク等の紹介で障害者を継続して雇用する事業主への助成

■発達障害・難治性疾患患者雇用開発コース

発達障害者または難治性疾患患者を継続して雇用する事業主に対して助成金を支給

■障害者トライアルコース・障害者短時間トライアルコース

障害者を試行的に雇い入れた事業主への助成

施設等の整備や適切な雇用管理を行った場合

■障害者雇用納付金制度に基づく助成金

事業主が障害者を雇用するために、職場の作業施設や福祉施設等の設置・整備などの措置を講じた場合、費用の一部を助成

職場定着のための措置を実施した場合

■障害者正社員化コース（キャリアアップ助成金）

有期雇用労働者を正規雇用労働者または無期雇用労働者に転換する措置、もしくは無期雇用労働者を正規雇用労働者に転換した事業主への助成

第5章 発達障害のある人と良好な人間関係を築くためのヒント
～友達・恋愛・夫婦関係

もしも友達が、恋人が、配偶者が発達障害だったら、相手のどんなことに気をつけたらいいのでしょうか。相手の特性に振り回されることなく、お互いを尊重しつつ親しい関係をつくっていくには、それぞれ付き合い方のポイントがあります。

友達関係

相手がASDの女性の場合

女子会には誘わず、なるべく2人で遊ぶようにする

ASDを持つ女性は、苦手とされるコミュニケーションもうまくこなせることが多く、一見、周囲ともうまく付き合えることができます。しかし、自分が本当に好きなものについては話せず、自分を押し殺して話に付き合うことは、ASDの女性だけではなく、誰でもストレスが溜まるものです。

ASDの女性と友達付き合いをするときは、大勢で会うのではなく、2人で会うようにするといいでしょう。共通の趣味があれば、とことんその話をして、2人の楽しい時間を過ごしてください。

もしも意見が食い違うなどしてASDの女性に気持ちを察してもらいたいときは、行動などで表すのではなく、はっきりと伝わるように、きちんと言葉に出して伝えましょう。

ASDの女友達とのトラブル回避のコツ

- ガールズトークや女子会、複数の集まりが苦手なので、なるべく1対1の関係を築くようにする
- 服装などが独特、個性的、同じものばかり着ている場合があるが、こだわりをからかったりしない
- 「私たちだけの内緒」というような暗黙の了解を理解できないことが多いので、その都度、きちんと言語化して話すようにする
- 自分の好きなことについて細かく話をしてしまう傾向があるが、無下に話の腰を折らないようにする

友達関係

相手がADHDの女性の場合

忘れっぽく、めんどくさがりな特性を理解する

同じ発達障害でも、ASDの女性とは違い、ADHDの女性は女子会の暗黙のルールも理解でき、グループで行動することもそこまで苦手とは感じません。しかし、ルールはわかっていても、思ったことをつい口に出してしまい、グループの輪を乱すことがあります。人の話をさえぎって自分の話を続けてしまうこともあり、「自分勝手」と思われて、嫌われてしまうこともあります。当人はなにが原因かわからず、どうして嫌われてしまったのか理解できない場合が多いようです。

ADHDの女性と友達付き合いをするときは、メールの返信がない、約束を忘れたなど不義理が重なる場合は、すぐ怒るのではなく、「あなたに大切にされていない気がする」と伝えて、しっかりコミュニケーションをとってください。

ADHDの女友達とのトラブル回避のコツ

- なんでも白黒はっきりさせたい傾向があるので、会話のときには結論から話すようにする
- 「今度あそこに行こうよ」というような、あいまいな話が苦手なので、振りだけの約束はしないようにする
- 遅刻、約束を破るのは当たり前と割り切って、予定より早めの時刻で約束をし、忘れてほしくない約束は必ずリマインドをする
- 自分からした約束でも忘れてしまうことがあるので、必要な場合はこちらから必ず催促、確認を入れる

友達関係

相手がＡＳＤの男性の場合

独特な脳内ワールドを認める努力を

ＡＳＤの男性は、趣味が同じである場合や得意な分野の話であれば、何時間でも友達としゃべることができます。

しかし、あまりにも熱中してしゃべるため、いつの間にか友達が引いてしまっていることに気づきません。そもそも、人の感情に疎く、言外の態度や表情で気持ちに気づけないのがＡＳＤの男性の特性です。

マイルールの縛りが強いのも特徴で、自分で決めた自分だけのルールを守らない友達に、強い口調で注意してしまうこともあります。そういうときは、「そんなルールは知らない」と頭から否定するのではなく、「そのルールはなぜ守るようになったの？」「いつから決めたルールなの？」と、本人の頭の中にある世界を覗き見るような気持ちで接してみましょう。

ＡＳＤの男友達とのトラブル回避のコツ

- 自分のやり方を頑固に通そうとする傾向があるので、まずは手順を一緒に確認し、その場に合った方法なのかを一つひとつ検証する
- 計画通りに進まないと不安を覚えることから、予定が変更したときはなるべくすぐに本人に伝える
- 音や照明などに過敏な場合があるので、一緒に出かけるときには、苦手なものがないか確認する
- 一つのことにこだわりだすと時間を忘れて没頭してしまうので、帰りの時間など早めに声をかける

友達関係

相手がADHDの男性の場合

程よい距離感をもって付き合うのがコツ

社交的でしゃべりも上手なADHDの男性は、男女問わず友達も多く、どんどんその輪を広げていく行動力もあります。しかし、忘れっぽい特性があることから、約束を悪気なく破ったり、待ち合わせの時間に平気で遅れて、結果、友達の信頼を失うことがあります。

勝敗のあるゲームで負けるとカッとなり、負けた相手に本気でキレてしまい、友達関係が破綻することも。多動性があるので、一緒に遊んでいたはずなのに、急にどこかへ行ってしまった、という不思議な行動をとることもあります。

ADHDの男性との友達付き合いでは、1対1で親密になるほど当人が窮屈さを感じてしまうことが多いようです。程よい距離感をもって過ごすことを心がけましょう。

ADHDの男友達とのトラブル回避のコツ

- 急にその日の予定を変更するなど突発的な行動をとることがあるので、時間や心の余裕をもって付き合う
- カッとしやすい特性があるため、もしも怒鳴られたり暴言を吐かれることがあったら、きちんと間違いを指摘して冷静になってもらう
- 自分を理解してもらいたいために嘘をつくことがあるので、なぜその話をしたのか、怒らずにゆっくり話を聞いてみる
- 緊急の用事でない限り、メールの返信がないことは大目にみる

相手がASDの女性の場合

受け身になりがちだからこそ、話し合いが大切

恋愛関係になると従順に相手を受け入れて、受け身になりがちなＡＳＤの女性。そうかと思えば、相手に執拗に執着して、ストーカーのようにつきまとうこともあります。ＡＳＤの人は全般的に、相手の表情や態度から気持ちを察することが苦手なため、恋人同士の親密な空気を読めずに、２人の世界をうまく築けないこともあります。

ＡＳＤの女性と恋愛をするうえで気をつけたいのは、自己肯定感の低さから本音をいえず、嫌なことも我慢して受け入れている可能性があることです。恋愛時は通常と違う心の負担がかかり、感情が不安定になることもあるので、不安を感じたら、かかりつけ医の話を２人で聞くなど、第三者のアドバイスを受けるようにしてください。

ＡＳＤの彼女とのトラブル回避のコツ

- 常に不安や孤独を感じていることから、恋人に依存してしまうことがあるので、２人にとっての適切な距離をよく話し合う
- 雑談やとりとめのない会話が苦手なことが多いので、デートのときは映画館やコンサート等、共通の話題を持ちやすく会話をあまり必要としない場を選ぶ
- 自分はどうしたいのかを自分でわかっていないことがあるので、性的関係については、どこまでがよくてどこまでがダメなのかを都度決める

恋愛関係

相手がＡＤＨＤの女性の場合

落ち着きを取り戻す方法を２人で模索する

行動的で前向き、創造性が豊かで愛嬌のあるしぐさなど、生き生きと活動するＡＤＨＤの女性は、モテる人が多いとよくいわれます。

しかし、衝動性を持つことから一目惚れをしやすく、相手のことを知らないうちに好きになりすぎて、性格などが合うかどうかは二の次になり、結局すぐ破局することもよくあります。情熱的ゆえに、ついカッとなって言い過ぎてしまい、恋人を傷つけてしまうこともあります。

ＡＤＨＤの女性は、注意力が散漫、約束などを忘れてしまう特性があることに留意する必要があります。感情が昂って不用意な発言をしてしまうこともあるので、２人の間で落ち着きを取り戻す方法を一緒に考えることをおすすめします。

ＡＤＨＤの彼女とのトラブル回避のコツ

- 衝動に駆られて恋人が傷つくことをいってしまう傾向があるため、一度目だけは諭して許す気持ちを持つ
- 始終そわそわしたり、落ち着きがない行動をとることがあるので、それとなく知らせるサインを２人で共有する
- 感謝の意を伝えることが苦手なことが多い。気持ちをうまく表現できない特性を踏まえて、根気よくお礼のタイミングを教える
- 恋人に依存することがあるので、お互いの心の距離をきちんと話し合う

恋愛関係

相手がＡＳＤの男性の場合

お互いに質問し合うことで仲を深める

毎日決まった時間に必ずラインが来る、予定をきちんと決めないとデートができない、あいまいな言葉では内容が伝わらない、急な予定変更でかんしゃくを起こすなど、ＡＳＤの男性と付き合うには、さまざまな場面でコツが必要です。

ＡＳＤの男性は、一緒にいること自体が愛情表現ということも多く、認識不足だと「ただ一緒にいるだけ」と不満を募らせることになります。愛情表現の方法が人と違う場合があることを、お互いの話をしながら理解を深めていくことが大切です。

また、相手の気持ちや状況を察することが苦手なため、話し始めたら止まらない、こちらの話に共感を求めても伝わらないということが起こります。２人の間で誤解が起こらないよう、お互いこまめに質問をして、仲を深めていきましょう。

ＡＳＤの彼氏とのトラブル回避のコツ

- 当人が気にならなくても、こちらが気になることが積み重なってストレスが溜まることが多いので、相手への質問や話し合いを２人の間で習慣づける
- 日常のルーティンを変えることに非常に抵抗を覚える特性があるので、譲れないこだわりに対しては、彼氏に合わせるようにする
- 長々と話して説明されたり、長い文章が苦手なので、口頭ではなく文章や図で説明すると理解してもらいやすい。文章は箇条書きで短めにまとめる

恋愛関係

相手がADHDの男性の場合

特性があるからと、すべてを我慢しない

付き合う前まではマメに連絡をくれた彼。でも付き合って1カ月もしないうちに、ラインの返事は1週間に1回あればいいほう、デートは1カ月に1回あればいいほう…。

ADHDの男性は、一見社交的ですが、実は周囲に特性のことを隠そうと、必死になって外面をよくしていることがあります。人より何倍も気を張っているために、休みの日はベッドから出られないぐらい疲れ果てていることもあります。

しかし、特性があるからといってすべてを受け入れて、片方だけが我慢する付き合いは長く続きません。お互いに特性を理解したうえで、うまく距離をとって付き合えるかどうか、彼は彼自身に、こちらも自分自身に問いかけてみましょう。時間をとって話し合える環境をつくることが重要といえます。

ADHDの彼氏とのトラブル回避のコツ

- 相手にのめり込みすぎて恋愛依存のような症状が出ることがあるため、お互いの生活を尊重して付き合えるように話し合う
- 気分にムラがあり、急に冷めたような態度をとる場合がある。独特な恋愛スタイルであることが多いので、長い目で彼の個性・特性を確かめる
- 衝動性が影響して、急にイライラすることがある。衝動が落ち着くのを待って、冷静になってからイラつきの真意を聞き、そのための対策を2人で練る

夫婦関係

相手がASDの女性の場合

なるべく変化の少ない生活を試みる

受け身タイプのASDの女性は、恋人時代であれば相手のいうことに従っていれば大きな問題は起きなかったものの、結婚生活では、夫と自分の生活を一から築いていかなければならず、独身時代との違いに戸惑うようになります。

例えば家事にしても、夕飯をつくって待っていたのに「今日は食事をすませた」と夫が帰ってくると、ルーティンが崩れてどうしていいかわからなくなってしまいます。

夫は、妻の変化に弱い特性を理解し、平日はなるべく同じスケジュール、順番にするようにします。家事の役割分担は、紙やボードに書いて目でわかるようにするのがポイントです。ASDの人は、たとえ疲れていても手を抜くことができないので、1週間に1回は家事休みの日を設けてあげてください。

ASDの妻とのトラブル回避のコツ

- 何事もルーティン化すると安心するので、入浴→夕食→歯磨き→ベッドというように、視覚化して1日のスケジュールを決めておく
- 予定がわからないとパニックになるので、2人の外出やイベントは、カレンダーに印をつけて、2人で共有する
- 一緒に住んでいても夫の気持ちに気づけないことが多いので、夫は自分の気持ちをきちんと言葉で表す
- 愛情表現が苦手な場合があるので、どうすればOKなのかよく話し合う

夫婦関係

相手がADHDの女性の場合

妻が苦手な家事は積極的に引き受ける

目新しいことにはすぐに興味を示し、抜群の行動力を発揮するADHDの女性。しかし、興味への持続性が薄いために、毎日家事や育児だけの繰り返しという日常が次第に苦痛になってきてしまいます。

しかも、注意散漫な特性があるために、掃除や料理が苦手、できないという人も多く、「なにをやってもダメだ」とうつ状態になることもあります。夫はこうした特性を理解し、上から目線で「ダメ嫁だ」などといわないこと。こうした一言が妻の劣等感をさらに深くします。家事ができないのは本人の努力不足ではなく特性ゆえのことなのです。仕事で成功をおさめているADHDの女性も多いので、共稼ぎの場合、妻が苦手な家事は夫が積極的に引き受けてみてはどうでしょうか。

ADHDの妻とのトラブル回避のコツ

- 予定を立てることが苦手な特性があるので、夕食などの献立は一緒に考える
- 注意散漫でお金の管理が得意ではない場合が多い。家計管理は夫が担当し、衝動買いがないかなどもチェックする
- 部屋を片付けられず、汚部屋にしてしまうことがある。夫婦どちらも片付けに時間を割けないなら、家事代行などの導入を検討する
- 失くし物が多い特性があるので、結婚指輪など大切なものは置く場所を固定するなど最初に取り決めておく

夫婦関係

相手がASDの男性の場合

結婚当初に必ず家事の役割分担をする

ASDの男性は、自分の家庭での役割について、まるで仕事のタスクのように捉えているところがあります。自分の分担ではない家事については、妻がどんな状態であろうとも、手伝ったり代わりにやろうとしないことがあります。

妻だけで家庭内の一切を引き受けるといった問題が起こらないように、結婚したときには、最初に必ず役割分担を話し合い、新たな項目が出たら、担当を振り分け直すという取り決めが重要となります。

ASDの夫に対しては、してほしいことがあれば具体的に伝えることが基本です。気になる特性については、夫の母親に、小さい頃はどうしていたかなどを聞き取ることも、夫婦関係において必要になってきます。

ASDの夫とのトラブル回避のコツ

- こだわりが強いという特性から、冷たいものが嫌いなど、自分なりの食事のルールがある。結婚後は2人のルールを2人で決めることを受け入れてもらう
- 面と向かって話をされるのを嫌がる傾向があるため、話し合いのときは会議風に、横に座って資料を見ながら進めるとトラブルを避けやすい
- 人の気持ちを推しはかることが苦手なので、お礼をいうときは、夫の行動が「役に立った」「使いやすかった」など具体的に褒める

夫婦関係

相手がADHDの男性の場合

自分勝手な行動をとられたら、怒らずまずは話を聞く

衝動性の特性から、欲しいものを我慢したり、あらかじめ相談するということが苦手なADHDの男性。「君がドライブに行きたがっていた」と、妻に相談もなく車を購入するなど、衝動買いが結婚生活に大きな支障をきたすこともあります。

ADHDの人は、相手の気持ちを理解することはできますが、それでも自分の気持ちを優先させてしまいがちです。子どものためにお金を貯めるというような将来の計画を立てて実行することも苦手です。

妻は、夫の不始末をなんでも頭から怒るのではなく、起こした行動に対して話を聞く姿勢を見せてください。夫のよいところが見つかればそれを全力で褒めて、次回も同じようにできたらうれしいと伝えます。長期戦で取り組んでいきましょう。

ADHDの夫とのトラブル回避のコツ

- 高いものでも衝動買いをしてしまう傾向があるため、「○円以上の買い物はお互いに相談をする」というルールを決める
- なにかに集中し始めると他のことが一切耳に入らなくなるので、話を聞いてもらいたいときは相手に余裕があるときに声をかけるようにする
- 聞いたこと、話したことを忘れてしまうことが多いので、同じ会話を繰り返すことがある。覚えていてもらいたいときは、紙に書いておくなど工夫する

家族やパートナーに現れる「カサンドラ症候群」とは

恋人や夫婦など、ＡＳＤの人のパートナーには、ときとして、うつや不安障害などの身体的・精神的症状が現れることがあります

周囲に理解してもらえない苦しみ

カサンドラ症候群とは、医学的な診断名ではありません。自閉スペクトラム症（ＡＳＤ）を持つ人が、相手であるパートナーや家族と情緒的な交流を築けないために、発達障害当事者ではなく、そのパートナーや家族が心的ストレスを抱え、不安障害（不安症）や抑うつ、ＰＴＳＤ（心的外傷後ストレス症）などの心身症状を発症していることを指す言葉です。

さらに、その状況やつらさを他の人に伝えても理解をしてもらえない、信じてもらえないという二重の苦悩が、パートナーや家族を苦しめることになってしまいます。他にも「カサンドラ情動剥奪障害」「カサンドラ状態」ともいわれます。発達障害の人は全般的に、共通する特性はあっても、その特性の現れ方は一人ひとり違います。その人の特性の度合い、親の育て方、どんな人間関係を築いてきたかによっても大きく異なります。同様に、カサンドラ症候群になる

パートナーや家族が抱える困難や苦悩も、一人ひとり違うのです。

心身に不調を感じたら専門医や専門機関に相談を

家族など、身近な人のASDの特性により引き起こされるカサンドラ症候群。原因にはASDの特性である「コミュニケーションの障害」が考えられます。ASDの人は、会話の行間を読むことが苦手で、言葉以外の表情や態度から相手の気分を推察することも困難な場合が多いのが特徴です。そのため、相手の気持ちを理解できず、傷つける言動をしたり、自己中心的な態度をとってしまうことがあります。こうしたASDの人と接していくうちに、うまくコミュニケーションがとれないことに自信をなくしていき、周囲に相談しても理解を得られないといった苦悩が孤立を深め、心身に不調を覚えるようになってしまうのです。

もしも自分がカサンドラ症候群かも、と思ったら、相手のASDの特性やASDそのものについて、自分なりに調べ直すことをおすすめします。ただし、診断を受けていないグレーゾーンの人に受診を強要することは、本人の気持ちを傷つけることになるのでやめましょう。誰にも相談できず体調が悪くなった、というようなことがあったら、ASDに知見がある発達障害者支援センターや発達障害専門外来がある精神科に相談してください。

宮尾益知（みやお・ますとも）
東京都生まれ。徳島大学医学部卒業。東京大学医学部小児科、自治医科大学小児科学教室、ハーバード大学神経科、国立成育医療研究センターこころの診療部発達心理科などを経て、2014年にどんぐり発達クリニックを開院。主な著書、監修本に『発達障害・グレーゾーンのあの人の行動が変わる言い方・接し方辞典』（講談社）、『発達障害の子が18歳になるまでにしておくこと』（大和出版）、『夫がアスペルガーと思ったときに妻が読む本』（河出書房新社）など多数。専門は発達行動小児科学、小児精神神経学、神経生理学。発達障害の臨床経験が豊富。

男女で違う大人の発達障害の現れ方と支え方

2025年2月5日　初版第1刷発行

監修　宮尾益知
編集発行人　小出裕貴
発行・発売　株式会社大洋図書
〒101-0065　東京都千代田区西神田3-3-9　大洋ビル
電話　03-3263-2424（代表）

装丁・本文デザイン　若菜 啓
カバー・本文イラスト　フェニックス 松永えりか
企画　有限会社ディー・クリエイト
校正　宮崎守正（ディー・クリエイト）
編集　田中智沙
印刷・製本所　中央精版印刷株式会社

参考文献
『ASD、ADHD、LD　大人の発達障害　日常生活編』（宮尾益知監修／河出書房新社）
『発達障害「不可解な行動」には理由がある』（岩波明／SB新書）
『発達障害の基礎知識』（宮尾益知／河出書房新社）
『女性のための発達障害ガイド』（宮尾益知／河出書房新社）
『わかってほしい！大人のアスペルガー症候群』（宮尾益知／日東書院）

Printed in Japan　ISBN 978-4-8130-7630-8 C0047